大医释问丛书

一本书读懂
白癜风

主编　王西京　张守民

U0254483

中原农民出版社
· 郑州 ·

图书在版编目（CIP）数据

一本书读懂白癜风 / 王西京，张守民主编 . —郑州：
中原农民出版社，2018.4
（大医释问丛书）
ISBN 978 - 7 - 5542 - 1852 - 5

Ⅰ . ①一… Ⅱ . ①王… ②张… Ⅲ . ①白癜风 - 防治 -
问题解答 Ⅳ . ① R758.4 - 44

中国版本图书馆 CIP 数据核字（2018）第 036452 号

一本书读懂白癜风

YIBENSHU DUDONG BAIDIANFENG

出版社： 中原农民出版社

地址： 河南省郑州市经五路 66 号　　　**邮编：** 450002

网址： http：//www.zynm.com　　　**电话：** 0371-65751257

发行： 全国新华书店

承印： 新乡市豫北印务有限公司

投稿邮箱： zynmpress@sina.com

医卫博客： http：//blog.sina.com.cn/zynmcbs

策划编辑电话： 0371-65788653　　　**邮购热线：** 0371-65724566

开本： 710mm×1010mm　　　1/16

印张： 6.5

字数： 90 千字　　　**插页：** 4

版次： 2018 年 4 月第 1 版　　　**印次：** 2018 年 4 月第 1 次印刷

书号： ISBN 978 - 7 - 5542 - 1852 - 5　　　**定价：** 26.00 元

本书如有印装质量问题，由承印厂负责调换

编委会

内容提要

　　白癜风是一种很常见的皮肤病，顽固难治，给患者生理、心理等方面造成很大的困扰。为了帮助患者及其家属，特请长期从事皮肤疾病研究、经验丰富的专家，以问答的形式，通俗生动的语言向大家介绍白癜风的相关知识。书中所提的问题都是患者最关心、最常见、最具代表性的。全书详细介绍了白癜风的基本知识，发病因素，表现及分型，诊断与检查，西医内、外科疗法，物理疗法，中医特色疗法，饮食治疗及调养等。另外，作者还选用了 33 幅具有典型特征的彩图，以便读者对比识别，更好地把握病情。愿本书能为您的健康答疑解惑，保驾护航

白癜风个人档案

姓　　名：白癜风

曾　用　名：白驳风

性　　别：未定

民　　族：蓝色星球

职　　业：皮肤病

家庭出身：后天性色素脱失性皮肤黏膜病

生　　卒：公元 12 年后—？

外貌特征：皮肤白皙，出乎意料

座 右 铭：一白到底，一往无前

社会关系：

　　父亲：天和地

　　母亲：人类及其他哺乳类动物

　　家庭成员：局限型白癜风、散在型白癜风、肢端型白癜风等

　　亲朋好友：白化病、斑驳病、黏膜白斑病、无色素痣等

上级组织：皮肤科

目 录

基本知识

发病因素

表现及分型

诊断与检查

西医内、外科疗法

物理疗法

中医特色疗法

饮食治疗及调养

附 《白癜风诊疗共识（2014 年版）》释疑

基本知识

一提到白癜风大家都知道，这家伙在社会上，在日常生活中，都具有很高的知名度。

白癜风是一种皮肤病，曾用名白驳风。病如其名，它唯一的特点就是白，并且是一白到底。一旦在皮肤上出现了一个白色的小点，就会如星星之火一般，迅猛发展呈燎原之势。

白色，有时象征着淡定宁静，有时象征着纯洁美好。但是迅猛发展的白癜风，对患者来说，却像"龙卷风""暴风雪"那样令人恐惧。

 白癜风是怎样一种疾病？

白癜风是一种很常见的皮肤病。在皮肤病这个大家族中，白癜风以顽固难治而著称。

白癜风是常见的后天性局限性或泛发性皮肤色素脱失病。由于皮肤的黑素细胞功能消失引起，但机制还不清楚，可发生在人体皮肤各个部位。对于其具体的发病过程，目前却不太清楚。

由于白癜风对患者的容貌有很大影响，治疗起来又十分困难，因此，对于患者的生理、心理，以及社交活动都可能造成很大的困扰。

 哪些人更容易患白癜风？

在当今世界上，已经有 70 多亿的人口。而所有种族的人都有可能患上白癜风，男女发病没有显著差别。一般肤色浅的人发病率比较低，肤色较深的人发病率则比较高。

近年来，白癜风的发病呈逐年上升趋势，已经引起人们的普遍关注。目前，白癜风的发病率为 0.5% ～ 2%，世界各地均有发生。在美国居民中此病的发病率估计不少于 1%。有学者在丹麦的一个小岛上进行调查，发现白癜风的发病率男性为 0.36%，女性为 0.4%。

在我国居民中，白癜风的发病率似乎较欧美要低。根据对我国苏北一些农村地区的调查，白癜风的发病率为 0.09% ～ 0.15%。

 白癜风更"偏爱"女人，此话当真？

白癜风患者通常在儿童期或青年期发病，大约有一半的患者在 20 岁以前发病。

对于白癜风这种病，男性和女性的发病率并没有显著的差别。但是到医院就诊的女性患者相对较多一些。这可能是因为女性对于容貌更加重视，患病之后更愿意寻医问药的缘故。

因此说白癜风更"偏爱"女人，此话并不靠谱。

 白癜风有哪些皮肤表现？

> 大姑 15 岁的小外孙立新突然患了皮肤病。在他的腋窝、乳头、颈部长了数处白斑，不痛也不痒。到县医院的皮肤科诊治，那里的医生说是白癜风。当天晚上大姑就打电话给我，问我这是咋回事？

我告诉大姑，立新患的皮肤病，很可能就是白癜风。这个病可见于各个年龄，但以青少年更为多见。

白癜风的皮肤损害为局限性的色素脱失斑，表面光滑，没有任何皮屑。初发时为圆形，可以单发，也可以对称发生。白斑自针头到手掌大小，有逐渐增大的趋势。白斑损害逐渐发展呈不规则形，边缘的颜色通常是比较深的。有时在白斑损害的中央部位可见正常皮肤或深色斑点，称为皮岛。斑内毛发可能会变白，病情严重者可损及全身大部分皮肤。

在白斑部位，除存在色素脱失之外，感觉、汗液分泌等功能则不受影响。

患者的皮肤损害部位对于日光比较敏感，日晒之后很容易发生红斑、肿胀等表现。患者一般不痛不痒，也没有其他的自觉症状。

最后我在电话中告诉大姑带孩子来我这里看看。白癜风这种病治疗越早，效果会越好。

 皮肤的颜色谁来定?

王宁是我的表弟，生活在老家农村。王宁是一个很好强的人，在村里搞了家兔养殖，生意还不错。但是他的皮肤却是有些暗黑，常常被称为"黑人"。因此心里总有些"愤愤不平"。那一天，他一气之下在晚上12点钟拨通了我的电话。他问我，为什么有的人皮肤白皙、神采奕奕，有的人则面部暗黑，显得黯然失色呢? 皮肤的颜色究竟是由哪些因素决定的呢?

我告诉王宁，在这个世界上，没有绝对的公平，包括皮肤的颜色。正常皮肤的颜色主要由两种因素所决定：第一为皮肤内色素的含量，即皮肤内黑素（黑色素）、胡萝卜素以及皮肤血管内血红蛋白的含量。第二为皮肤解剖学上的差异，主要是皮肤的厚薄，特别是角质层和颗粒层的厚薄。面部皮肤比较薄，容易显出真皮乳头血管内的颜色，就显得很红润。若颗粒层较厚，透光性较差，皮肤的颜色就显得黄一些。比如手掌部和脚底部，角质层较厚，皮肤就呈淡黄色。

在电话中，我告诉王宁，他在农村算是一个能人，生意做得不错，人已经很优秀了。至于皮肤有些黑，作为一个大男人，就不要再介意了。

那天，我没有告诉他，对于这些天生的黑皮肤，我也没有啥好办法。

 哪些因素可以引起皮肤颜色改变?

每个国家、每个民族的人，他们的皮肤都有自己的特色。除了双胞胎之外，每个人的皮肤也会呈现不同的颜色。

　　除了黑素、胡萝卜素，以及皮肤血管内血红蛋白含量增多或者减少之外，一些病态的因素，也可以导致皮肤颜色的改变。比如，由药物（氯法齐明）、金属（如金、银、铋）、异物（如文身、粉粒沉着），以及其他代谢产物的沉着（如黄疸）等，都可以导致皮肤颜色的异常变化。

　　另外，皮肤的颜色改变，也可能是由于皮肤的病理变化所致。如皮肤异常增厚、变薄、水肿、发炎、浸软、坏死等，都可以导致皮肤颜色的变化。

 什么叫黑素细胞?

　　近年来，随着社会经济的发展，以及生活水平的提高，人们对容貌的关注度迅速提升。黑素细胞、黑素，这些过去很专业的名词，也逐渐走入寻常百姓的视野当中。

　　众所周知，在身体的表面，对我们实施保护的第一道防线就是皮肤。皮肤可以分表皮、真皮和皮下组织三层。黑素细胞就存在于表皮层，就是可产生黑素的细胞，负责皮肤和毛发的色素沉着。

　　黑素细胞起源于人体胚胎时期的一个特殊的组织结构——神经嵴，并在8周后的胎儿表皮中开始出现。在正常成人的表皮层，黑素细胞与基底层的角质形成细胞按 1∶10 的比例存在于基底层中。

　　任何人，无论种族和肤色如何，在他们的表皮层，黑素细胞的数量是相同的。不同的是黑素体或色素颗粒的数量和大小。这些黑素体或色素颗粒，可以由黑素细胞源源不断地合成，正是这些物质决定了人们皮肤颜色的差别。

 黑素对人体有什么作用?

　　黑素是皮肤科医师和美容从业人员经常提到的一个词语。那么，什么是黑素呢，黑素对人体有什么作用呢？

　　在人体的皮肤组织内，存在着一种重要的细胞成分，叫黑素细胞。黑素，就是由这种细胞产生的一种特殊物质。黑素是决定皮肤颜色的主要色素，具有保护皮肤组织、防止紫外线损害的作用，包括对晒伤、老化、癌变等的防护作用。对于这种保护作用的原因，目前尚不完全清楚。

另外，黑素是否还具有其他重要的生理作用，尚需要进一步研究。皮肤颜色的深浅，特别是颜色的不均匀一致，可造成美容问题，引起患者精神、心理上的异常，从而影响患者正常的工作和生活。

 黑素体是如何形成的?

黑素体也称黑素小体。在黑素细胞中有一种特殊的结构，叫高尔基体。黑素体就是在黑素细胞的高尔基体中合成的。这个合成经过了一系列阶段，包括酪氨酸酶作用于黑素前体而产生致密的色素颗粒。与此同时，黑素体会逐渐移向黑素细胞表面的突起部位，并通过突起部位的顶端，输送到相邻的角质形成细胞。

角质形成细胞是储存黑素的仓库，黑素细胞产生的黑素体就存放在这个地方。

 黑色皮肤与白色皮肤中的黑素细胞有啥不同?

大千世界，芸芸众生，既有健步如飞、称雄赛场的"黑色闪电"，也有金发碧眼、皮肤白皙的"白雪公主"。究竟是什么原因，造就了人们不同的皮肤色泽呢？黑色皮肤的人与白色皮肤的人，其黑素细胞有什么区别呢？

医学研究证实，黑色皮肤与白色皮肤的人，其黑素细胞并没有数量的差别。而主要在于黑素体的大小和其在组织中的分布。黑色皮肤中的黑素细胞，与白色皮肤中的黑素细胞相比，其合成的黑素体体积更大一些。而黑素体如何在角质形成细胞中分布，主要是由黑素体的大小所决定的。

黑色皮肤中的黑素体较大，散在分布于角质形成细胞的胞质中。而白色皮肤中黑素体较小，被胞膜包裹于角质形成细胞当中。如果白色皮肤的个体，长期受到日晒，可刺激黑素细胞产生更大的黑素体，这样，就会使更多的黑素体来到角质形成细胞的胞质中。这就使得白色皮肤的个体更加接近黑色皮肤的个体，他们的皮肤会变得黑一些。

11 皮肤为何会出现白斑?

前几天,中学同学吴刚打电话给我,说在他的额头上长了一块铜钱大小的白斑,诊所的医生说是白癜风,是体内黑素细胞减少引起的,他心中十分着急。他问我,出现白斑都是人体内的黑素减少引起的吗? 吃黑芝麻、黑豆能够治疗白斑吗?

皮肤出现白斑,有多种多样的原因,并不全是由黑素细胞减少引起的。

白癜风患者的皮肤色素脱失,主要是由于各种原因,导致皮肤组织中的黑素细胞破坏,从而影响了黑素的合成,随后就形成了白斑。

在电话中我告诉吴刚,要抓紧时间去医院看一下。首先,要确定他身上的白斑是否属于白癜风。其次,如果是白癜风,要抓紧时间进行综合治疗。

至于黑芝麻、黑豆等治疗白斑,并没有科学的依据。可以试试,但不能作为主要的治疗手段。

12 黑素细胞有啥作用?

皮肤是人体当中最大的器官,在人的生命过程中发挥着重要作用。而黑素细胞,则是其中的一个当之无愧的主角。

黑素细胞位于皮肤的表皮层。这种细胞对于防止紫外线引起身体损伤,具有重要的作用。黑素细胞能够产生一种叫黑素的物质,这种物质具有吸收紫外线的能力,可以被输送到表皮的角质形成细胞中,发挥其特殊的功能。

如果因为某种原因导致黑素细胞破坏,或者功能损伤,不能够产生足够的黑素。那么就可能会导致局部皮肤色素脱失或者缺如,引起白癜风等皮肤疾病。

皮肤色素的代谢通常可分为两个部分。其中一部分是由遗传决定的,不受日光的影响;另一部分为功能性的,受到身体内外很多因素的影响。而紫外线照射皮肤之后,所发生的皮肤晒黑则属于后者。在停止照射之后,这种皮肤反应则会迅速消退。黑素细胞所产生的黑素，对于防止紫外线可能引起的日晒损伤，具有强大的防护作用。

13 白癜风对人会造成哪些伤害？

白癜风是一种很常见的皮肤病。尽管白癜风这种病很少发生生命危险，但是对人们生活、工作的影响还是很大的。

●白癜风的皮肤损害常常发生在人体的暴露部位，特别好发于面部和手足部，这样对人的容貌和外在形象具有极大的损害。因此，对于患者正常的学习、工作、婚姻、社交等活动，有可能造成严重的不良影响。

●社会上有很多人对白癜风患者有一定的歧视，这样会严重伤害患者的自尊和自信心，进而引起性格和精神方面的异常变化。

●白癜风患者对于紫外线的防御能力较弱，特别是皮肤损害范围较广的患者，对紫外线的抵抗能力更差一些。因此，患者发生皮肤癌的概率就要比正常人高很多。

●白癜风还可能诱发许多疾病，如恶性贫血、斑秃、银屑病、支气管哮喘和白内障等。另外，还可以伴发甲状腺功能亢进、糖尿病等内分泌系统的疾病。

发病因素

白癜风是从哪里来的呢？可以说，自从这个星球上有了人类，就有了白癜风这种病。

如果说，天和地是白癜风的"父亲"，那么，我们人类以及其他哺乳动物，就可以说是白癜风的"母亲"。我国现存最早的《黄帝内经》一书中对白癜风这种病就有描述，"风气藏于皮肤之间，内不得通，外不得泄"，久而血瘀，皮肤失养变白而成此病。另外，在以后历朝历代的医学文献中，对于白癜风多有记载。

这足以说明，白癜风这种病历史悠久、生命力强。对于这样一个难缠的疾病，除了采取措施全力应对之外，有时还要学会与它和谐相处。

 白癜风会遗传吗？

洪亮是我中学的同学，前两天突然打电话给我，说他儿子刚结婚不久，脸上就出现了一些白斑，当地医生诊断为白癜风，目前正在当地的医院接受治疗。他问我，这种病会不会遗传给他将来的孙子呢？

在皮肤科门诊，经常可以看到这种现象。白癜风患者，其父母或者其他长辈、兄弟、姊妹，也可能患有白癜风，或者有白癜风的病史。于是，就经常有患者或其家属提出疑问，白癜风是否属于遗传性疾病？

曾有学者提出，白癜风可能是一种常染色体显性遗传的皮肤病。根据国外的报道，有阳性家族史的白癜风患者占 18.75% ～ 38%，这种病在单卵双生子中两个人均可以出现。

近年来国内也多有报道，提出白癜风有阳性家族史。但其发病率与国外相比要低一些，为3.9%～10.7%。

因此，基本可以肯定白癜风是一种遗传相关性疾病。至于遗传因素在白癜风的发病过程中，究竟有多大的作用，或者遗传导致白癜风发生的过程是怎样的，这还有待于相关学者的进一步探索和研究。

在电话中我告诉洪亮，白癜风这种病和遗传有一定关系。至于他未来的孙子，同样出现白癜风的可能性则很小很小。因此，他不需要过度担心，担心也没用的。

 在白癜风发病过程中，免疫因素发挥什么作用？

根据目前的研究成果，免疫因素在白癜风的发病过程中发挥着重要作用。白癜风常常与许多的自身免疫性疾病并发，如甲状腺疾病、糖尿病、恶性贫血、风湿性关节炎等。

另外，在白癜风患者的血清中，还可以检测出针对多种器官的特异性抗体，如抗甲状腺抗体、抗肾上腺抗体、抗黑素细胞抗体等。

有些患者在内服和外用类固醇皮质激素之后，效果较好。特别是对于不按皮节分布的白癜风（通常认为与自身免疫有关）效果会更好一些。这也间接证明了白癜风的发病和免疫因素有很大关系。

 为什么说晕痣是一种"自身攻击"性疾病？

晕痣这种病，目前被认为是白癜风的一种特殊类型。晕痣就是以色素痣周围绕以圆形或椭圆形白斑为特征的皮肤病。而且在多数情况下，是先出现色素痣，随后再出现白色的斑片。

晕痣的病理检查提示，在色素痣周围白斑的表皮中缺乏有功能的黑素细胞。并且在色素痣附近的真皮内有淋巴细胞的聚集，与其他的自身免疫性疾病的病理所见情况类似。因此，有人认为，晕痣是一种自身免疫性疾病，或者叫"自身攻击"性疾病。

 堂弟像是戴了一副白手套，这是咋回事？

在我的家乡，有一处挺大的机械厂，堂弟就在这厂里当工人。最近几个月，他的双手皮肤逐渐变白，就像戴了一副白手套似的。他慌忙来到郑州找我，问我是咋回事？

我询问了堂弟发病的过程，并仔细地进行了检查。我认为他患的是职业性白癜风。

职业性白癜风，主要是指患者因为工作的原因，经常接触某些化学物质，在皮肤局部发生的一种色素脱失性疾病。

此病通常发生在因为工作的原因，经常身着橡胶衣或橡胶手套的人群。有时，这种类型的白癜风也可发生于使用橡胶表带、胶带、胸罩、腰带等物品的人群。这种类型的白癜风和通常的白癜风表现很相似，但是其白斑常常集中在衣服和手套接触的部位。

堂弟因为工作原因，经常需要戴橡胶手套，这橡胶手套就是致病的"罪魁祸首"。原来，在橡胶手套中，含有名为氢醌单苯醚的特殊物质，此物即可影响皮肤黑素的生成，导致白斑的形成。

另外，有许多酚类化合物有可能引起白斑病，这些物质包括：对 3- 丁基苯酚、戊基苯酚、丁基儿茶酚、烷基苯酚、硫氢化合物等。

最后，我建议堂弟，提前退休算了。不再戴橡胶手套，白斑损害就不会再加重，还有可能自行好转。

 为什么白癜风发病率逐年增高？

近年来，白癜风的发病率迅速增加。在 5 年前笔者坐门诊，一个月能看到 10 名患者就不少了。现在有时一天就能看到 2～3 名白癜风患者。为什么会出现这种情况呢？

一些学者认为，白癜风发病率不断增高，是由于我国制造业的发展，越来越多的制造或使用某些名叫取代酚类化合物。人们接触、吸入此类物质的机会增多。这种物质可能会干扰黑素细胞合成黑素。因此，白癜风的发病率就会逐渐增加。

 为什么有些患者的白斑损害会对称发生？

在皮肤科门诊，医生们有时会看到，某些白癜风患者的皮肤白斑呈对称性分布。比如两只耳朵、两只脚，或两只眼睛的周围皮肤变白，其他部位都正常，给人一种十分诡异的感觉。这是怎么回事呢？

对于这个问题，相关专家进行了细致地探索和研究，并给出了一些答案，有些看起来还比较"靠谱"。

有学者认为，一种名叫儿茶酚胺的异常代谢物质，就是这样一种"异己分子"。儿茶酚胺可以造成黑素细胞的选择性破坏，导致皮肤发生色素脱失。根据分析，这种"异己分子"，只是在有遗传素质的个体、特定的身体部位，达到一定临界水平时才可能发病。

由于这些"异己分子"的合成速度，以及降解、清除速度，在身体各部位是不同的，因此它们在身体各部位的含量也是不同的。但是在身体的对称部位，这种物质的水平却是相近的，因此有些白癜风患者的皮肤损害就可能呈对称性分布。

 微量元素缺乏能导致白癜风发生吗？

前两天，初中时的班主任高老师给我打电话。说2个月前，他的小孙子患了白癜风，目前正在当地医院进行治疗。前几天，他从网上看到一些资料，说白癜风和微量元素缺乏有关系。他问我这种说法是否靠谱？

关于白癜风的发病过程，曾有学者提出微量元素缺乏学说。他们认为，在白癜风患者的血液及皮肤当中，由于铜或铜蓝蛋白的水平降低，导致了酪氨酸酶活性降低，因而影响了黑素的代谢。

另外，其他的微量元素，如锌、硒、碘等，也和铜一样，直接参与了黑素的合成，并且这些物质还具有保护黑素细胞免受重金属毒物损伤的作用。

众多的研究已经证实，微量元素缺乏和比例失调，有可能引起黑素合成受阻，进而导致白癜风的发病。

在电话中我告诉高老师，建议他带孩子到当地医院检查一下微量元素。如果有缺乏的情况，应及时进行补充，这样白癜风的治疗效果可能会更好一些。

 环境污染对白癜风有何影响？

近年来，白癜风的发病率有逐年增高的趋势。其中，工业生产对环境造成的污染是白癜风发病的重要原因之一。

工业生产排放的废气、废水，以及机动车辆排放的尾气，都含有许多对人体有害的化学物质，如二氧化硫、强酸、强碱、铅、砷、汞、苯、酚等。这些物质可以直接对人体造成伤害，进而导致白癜风的发生。

在农作物生长过程中，使用化学药品，如杀虫剂、杀菌剂及催熟剂等。另外，在人工饲养的家畜、家禽体内，生长激素的残留，均有可能导致人体免疫功能紊乱，引起白癜风的发生。

 白癜风是如何扩散的？

白癜风是一种比较常见的后天性色素脱失性皮肤黏膜病。这种病的发生、发展有一定的特殊性。

通常白癜风初发时，是在体表的某一部位出现局限性白色斑点或斑片，为米粒至指甲大小，单发或散在发生。多数患者没有任何感觉，也不清楚是啥原因。当然也有部分患者诱发因素比较明确，如药物及化妆品过敏、外出旅游时受到强光照射、外伤及感染之后、精神创伤等。

大多数患者，在发病之后白斑呈缓慢发展，起初在原发部位逐渐增大，

2个月之后，可在其他部位不断地出现新的白斑。也有少数患者白斑仅限于局部、不扩散，即为稳定型。还有少数患者皮肤损害扩散较快，短期内白斑即蔓延到全身各处。这些患者的发病多与精神因素，或治疗方法不当有关系。

在发病初期，皮肤损害的颜色较浅，呈淡白色。随着病程发展，白色会逐渐加深，呈纯白色。病情发展到一定程度，汗毛及毛发也会逐渐变白。病情严重时会出现汗毛及毛发脱落，汗腺孔闭塞而影响出汗。此时为黑素完全脱失期，治疗有一定的困难。

10 白癜风会传染吗？

在皮肤科门诊，经常有患者问医生，白癜风传染吗？自己患了白癜风，会不会传染给家人呢？

白癜风是一种病因复杂的皮肤病。近年来，皮肤病学者通过多角度、多方位的研究，对白癜风的发病过程有了较为全面的认识。目前学者认为，白癜风的发病主要和患者的自身免疫功能紊乱、内分泌失衡、精神紧张、微量元素缺乏，以及遗传因素有关。

白癜风不是传染性疾病，不具有传染性。因此和白癜风患者亲密接触，不用担心会被传染的。

11 喝牛奶会加重白癜风吗？

一天，琳琳又来到皮肤科门诊找丁医生看白癜风。这一次，她提出了一个十分奇怪的问题，喝牛奶，会不会导致白癜风加重？

琳琳是某中学的一名青年教师，患白癜风多年。在丁医生那儿治疗了3个月，病情已经有了一定好转。前不久，她在网上看到一个帖子，说喝牛奶，可能会引起白癜风，或使白癜风患者病情加重。由于她平时天天喝牛奶，看到此帖，心里就十分着急。

丁医生告诉琳琳，牛奶的颜色是乳白色，白癜风患者的皮肤损害也是乳白色。除此之外，两者再没有任何关联之处。牛奶不仅不会导致白癜风病情加重，相反，牛奶含有丰富的营养素，特别是蛋白质，对于白癜风患者的病情康复是有好处的。

最后，丁医生特别提醒，白癜风患者通常不需要禁忌任何食物。相反，为了病情尽快康复，白癜风患者需要特别注意饮食的搭配，需要摄入各种营养素。

 精神紧张能引起白癜风吗？

> 在老家县里工作的表叔突然打电话给我，说在他的脸上长了一片如5角硬币大小的白斑，到了县医院，医生诊断为白癜风，并且说，可能是和精神紧张有关系。他问我，白癜风的发生真的和精神紧张有关吗？

我告诉表叔，白癜风的发病原因十分复杂，如接触机油、汽油、氢醌等化学物质，还有遗传、日晒、外伤等，都可能导致局部白斑的形成。

曾有人观察到，部分白癜风患者，他们的白斑损害发生在各种精神创伤之后，因此，专家认为，精神创伤可以引起白癜风，或使患者病情加重。

表叔是一位小有成就的民营企业家，平时工作紧张，精神压力较大，他的发病很有可能和这些因素有关。

在电话中，我建议表叔，对自己的作息时间进行一下调整，注意劳逸结合。如果有空，来医院找我做一个全面检查。

表现及分型

白癜风是一种皮肤病，长啥样？白呗。

白癜风是一种后天发生的皮肤病，人类在儿童期或青年期多发。白癜风给人的第一印象就是白。常常发生在患者的手背、手腕、前臂、面、颈等部位。还有身体的隐秘部位。

开始只是一个白色的小点，但会逐渐发展成白色的斑片。有时快，有时慢，但是不去管它的话，它的发展就不会停下来。在好多时候，即使千方百计去治疗，也不能使它停下来。

当白癜风在皮肤上迅速扩散的时候，给患者的感觉，就像是洪水猛兽，很可怕的。

 为什么白癜风患者不能剧烈运动？

前不久，老同学张强从美国加利福尼亚州给我发了一个微信。说他最近面部、背部长了一些白斑，在当地医院诊断为白癜风。医生叮嘱他不要剧烈活动，以免发生同形反应，导致病情加重。张强问我，啥叫同形反应呢？

在皮肤科有一些疾病，在疾病的进展期，患者的机体处于高度的紧张状态，或者应激状态，各种原因引起的皮肤损伤，都可能会在损伤处出现疾病的典型损害。这种现象即为同形反应。

在白癜风的进展期，任何的机械性刺激，如对皮肤的压力、摩擦等都能促使白斑的出现。其他形式的局部刺激，如烧伤、晒伤、放射线、化学药物、冻疮、感染等也可以产生这种现象。

通过微信，我告诉张强，患了白癜风，应注意避免剧烈地运动和打斗，避免不必要的损伤。由于在腰带过紧部位和纽扣压迫处，都有可能出现新的白斑损害，因此要特别注意穿宽松、柔软的棉质内衣。

 白癜风可分为哪些类型？其中散在型白癜风有啥特点？

> 来自贵州的实习生小韦是一个勤奋好学的学生。那天上午我接待了一个从焦作来的白癜风患者。患者走后她就问我，白癜风是如何分型的？刚才的患者老师说属于散在型白癜风，这种类型的白癜风有啥特点？

我告诉小韦，根据白斑损害的面积大小和分布，通常可以将白癜风分为4种类型，局限型（包括节段型）白癜风、散在型白癜风、泛发型白癜风和肢端型白癜风。

刚才诊治的患者患的就是散在型白癜风，又称寻常型白癜风，是白癜风最常见的类型。这种类型的白癜风，主要是因为毛囊内具有活性的黑素细胞缺失，从而导致了白斑发生。通常白斑损害呈对称性分布，并且随着时间的推移而逐渐扩展。这种类型的白癜风，最常见的受累部位是面、上胸、手背、腋窝和腹股沟，以及肘、膝关节处。

另外，还有眼、鼻、口、耳、乳头、脐窝、阴茎、女阴和肛门等处，也是白斑的好发部位。

听了我的介绍，小韦很高兴地告诉我，她已经很清楚了。我提醒她，以后要多看病，多见患者，在实践中学习效果会更好的。

 白癜风好发于身体的哪些部位？

白癜风是一种常见的皮肤病，白癜风的皮肤损害可以发生在身体的任何部位。

白癜风通常好发于以下部位：①容易受到日光照射的部位，如唇间、眉毛内侧、鼻根、耳前及其上部、前额发际、帽檐处等。②容易受到摩擦及压迫的部位，如颈部、腰部、骶尾部、前臂伸面及手背、眼睑及四肢末端等。③身体的躯干部、外阴部。另外，除皮肤损害之外，口唇、阴唇、龟头，以及包皮内侧部位的黏膜也可以受到侵害。

白癜风的皮肤损害多数呈对称性分布，但是也有不少患者的白斑，是沿神经节段（或皮节）排列的。在对称分布于眼睑及四肢末端的患者，常常伴发有掌跖部的白斑损害。

 为什么白癜风好发于身体的面颈部？

> 周一早晨到病区查房，小李医生问我，为什么白癜风患者的白斑发生在面颈部的居多？

白癜风是一种很常见的皮肤病，这种疾病的皮肤损害可以出现在身体的任何部位。但是的确是以面颈部、四肢等身体的暴露部位出现频率更高一些。

看着小李医生好奇的眼睛，我告诉她，在身体暴露部位的皮肤，更容易受到日光照射。在日光照射之后，由于黑素细胞功能过于旺盛，可能会导致其迅速消耗，进而功能早衰。同时，也可能是因为黑素细胞过度兴奋，产生过多的黑素中间物，这些杂物积聚而损伤了黑素细胞。

听了我的介绍，小李医生恍然大悟，她笑着说，终于清楚了，是日光照射导致黑素细胞过度兴奋，然后过度劳累，进而受到伤害，导致了白斑的发生，所以面颈部等暴露部位白斑出现的机会就比较多。

我点点头，心中赞道，这姑娘聪明，有前途！

 白癜风为啥容易发生在骶尾部？

> 2个多月之前，李阿姨的手指、脚趾部位出现了一些白斑，急忙来医院找我。我仔细检查之后，发现在她的尾骨部位、膝盖部位

也有一些白斑。我告诉她，这是患了白癜风。李阿姨听说是白癜风，吓了一跳。她问我，为什么白癜风会发生在骶尾、膝盖、手脚部位呢？

我告诉她，白癜风可以发生在身体的任何部位，但是白癜风还好发于身体的腰带部、骶尾部、指趾部，女性胸罩的带子或纽扣压迫处、肛门口、女性会阴部等。这主要是因为这些部位容易受到摩擦。

在身体剧烈运动时，这些部位经常受到摩擦，而出现创伤，发生同形反应，导致白斑发生或加重。

因此白癜风就容易发生在这些部位。李阿姨的白斑损害仅仅发生在骶尾、手足和膝盖部位，就是这个原因。

后来我给李阿姨开了一些药物，并安排她进行了 1 个月的窄谱中波紫外线照射治疗。现在看来效果还不错。

 局限型白癜风有啥特点？

老家邻居张叔前几天打电话给我，说他的孙子小林今年 7 岁了，左侧额头突然长了一块鸽蛋大小的白斑，医生说是白癜风，并且说属于局限型白癜风，治疗效果相对比较好。张叔问我，啥叫局限型白癜风？

目前，医学界将白癜风分为局限型白癜风、散在型白癜风、泛发型白癜风和肢端型白癜风 4 种类型。其中，局限型白癜风是一种儿童多发的白癜风类型。根据统计，其发病率约占儿童白癜风的 20%。

局限型白癜风，常常仅损伤单个的皮片，头面部的皮肤最常受累。这种类型的白癜风，也可以发生在身体的非皮肤部位，如阴茎龟头部位。在通常情况下，局限型白癜风发病年龄较早，而且很少伴有其他自身免疫性疾病。

我告诉张叔，小林所患白癜风就属于局限型白癜风，治疗效果确实比较好。

张叔表示，我讲得东西他懂了一些，还有一些不大懂。他说，他要带孙子来医院一趟，让我再看一下。

 三色白癜风是咋回事？

在皮肤科门诊，医生常常会看到一种特殊的情况。在白癜风患者的白斑损害和正常肤色之间，存在着一片宽度不等的褐色区域。白斑损害、褐色区域及正常肤色聚集一处，形成了三种色彩，就称为三色白癜风。

三色白癜风是白癜风的一种特殊类型。这种白癜风的褐色区域，并非表现为由白斑损害到正常肤色之间的逐渐过渡，而是表现为均匀一致的褐色条带。临床研究发现，和典型的白癜风相比，三色白癜风的患者，白斑损害通常呈离心性向外扩展。

另外有学者提出，白癜风还存在有更为"奇葩"的变形，即四色白癜风和五色白癜风。四色白癜风是指在三色白癜风的基础上出现第四种颜色，即深棕色。五色白癜风，则是指在白斑区域同时出现黑色、深棕色、褐色、浅褐色、白色五种颜色。

 啥叫晕痣？

> 2天前，表姐来医院找我看病。在她的颈项部有一颗绿豆大的黑痣，已经有十多年了。1周前，她突然发现在痣的周围出现了一个圆形的白斑，这白斑将痣围在中间，就像一顶草帽似的。
>
> 我仔细检查了一下，认为她得了一种叫晕痣的皮肤病。表姐问我，这是咋回事，有危险吗？

晕痣又叫离心性后天性白斑，是一种比较常见的疾病。目前医学界认为，此病可能是白癜风的一种特殊类型。大约有20%的晕痣患者，可同时伴发典型的白癜风皮肤损害。

晕痣好发于身体的躯干部位，一个或数十个不等。晕痣的白斑往往表现为圆形或椭圆形，中央有一个小的色素痣或其他类型的痣。有时，中心痣可以存在多年，之后在其周围出现白斑。

我告诉表姐，她就属于这种情况。

曾有学者对14名晕痣患者进行长期观察，结果发现，有半数患者其晕痣由少数发展为多数。半数患者的中心痣可在5个月至8年的时间内自然消失，随后白斑也会消退。

最后在我的建议下，表姐同意用激光去除这颗痣。我告诉她，过一段时间，这白斑有可能自行消失。如果不消失，再做其他处理。

 白癜风常和哪些疾病伴发？

目前医学界普遍认为，白癜风的发生与患者的自身免疫功能异常有着密切的关系。白癜风常常伴发以下免疫相关性疾病。

（1）糖尿病：在白癜风患者的血清中，胰岛细胞抗体阳性率比一般人群要明显增高。通常来说，白癜风并发糖尿病的发生率为1%～71%，主要为胰岛素依赖型糖尿病。

（2）甲状腺疾病：白癜风伴发甲状腺疾病的机会是比较多的。这些甲状腺疾病包括弥散性甲状腺肿伴甲状腺功能亢进、特发性甲状腺功能减退等。

（3）牙齿疾病：发生在头面部的白癜风，常常伴随龋齿、义齿、牙畸形、异位、残根等。

（4）肿瘤：临床研究证实，恶性黑素瘤患者常常并发白癜风。并且两种疾病伴发的时候，绝大多数患者是先发生黑素瘤，随后发生白癜风。而且伴有白癜风样白斑的恶性黑素瘤患者预后较好。

（5）斑秃：白癜风并发斑秃，常常是发生在疾病的进展期，以及泛发型白癜风。并且白癜风患者如果并发斑秃，后者病情通常比较严重，如发生普秃或全秃等。

10 为什么白癜风患者有时会伴发视力障碍?

据一些学者报道,白癜风患者常常伴发一种叫葡萄膜炎的眼科疾病,从而发生视力障碍。

原来,在我们的眼睛中,包含着一些诸如虹膜、睫状体、脉络膜和视网膜等特殊结构,其中虹膜、睫状体、脉络膜这三种结构统称为葡萄膜。在葡萄膜和视网膜的色素上皮中,含有一定数量的色素细胞。这些色素细胞在视觉形成过程中发挥着关键性的作用。

由于多种原因,导致患者黑素细胞损伤或色素合成能力下降,就会导致皮肤白斑的形成。同时,在葡萄膜中的色素细胞功能同样会受到损害,因此就可能伴发葡萄膜炎。

严重的葡萄膜炎常常见于伏格特－小柳综合征。这种综合征能导致多个系统的损害,包括葡萄膜炎、无菌性脑膜炎、听力受损(如听觉不良)和主要分布在头、颈部的白癜风和白发。

诊断与检查

白癜风作为一种皮肤病，并不是孤立无援的。疾病的世界是一个大社会，皮肤病也是一个大团队。白癜风也有自己的家人、亲戚、朋友，是不是？

皮肤上出现白斑，不一定就是得了白癜风。除了白癜风之外，还有一些疾病，会导致皮肤的色素脱失，如贫血痣、黏膜白斑、花斑癣等。

这类疾病统称后天性色素脱失性皮肤黏膜病，它们可以算是白癜风的亲戚吧。这些亲戚的长相有时和白癜风很相似，需要进行认真辨认。

皮肤科医生作为它们上级领导，主要工作之一，就是要把白癜风从它们中间找出来，用很多的方法，很多的手段搞清楚它的真实身份。

 要确定患了白癜风，应符合哪些条件？

凡白斑病患者，符合以下条件，才能确定其患了白癜风。

皮肤损害表现为白色、乳白色的斑点或者斑片，皮肤损害大小不等，形态各异，数目也不确定，边界通常比较清楚。在这些白斑边缘的皮肤颜色可加深表现为深褐色。有的皮肤损害中心部位，还可能出现色素岛状的褐色斑点。白斑上毛发可能变白，也可以保持正常。

皮肤损害多数局限于身体的某一处，当然也可能发生在身体的任何部位。其中，面颈、手背及躯干部较为多见。白斑也可以沿神经节段，呈单侧性分布。有少数患者皮肤损害可能广泛出现，从而遍及全身多个部位。

各年龄组的人群均可发病。但是以 20 岁之前发病的患者占多数。

患病部位皮肤光滑，并没有萎缩、脱屑，以及其他的炎症性表现。多数白癜风患者没有瘙痒、疼痛、麻木等自觉症状，部分患者在日光照射之后，皮肤损害局部可以产生灼热的感觉。

什么叫线状苔藓？

线状苔藓，是一种比较常见的皮肤病。这种病以线状排列的多角形丘疹为特征。目前，这种病的发病原因尚不明确，可能与病毒感染有一定的关系。

线状苔藓，多发于少年和儿童，女孩更多见一些，偶尔也可见于成年人。

患者多突然发病。初发皮肤损害为针尖至粟粒大小的扁平丘疹，灰白色或皮肤颜色，皮疹上可覆盖少量的鳞屑。皮肤损害增多之后，可形成1～3厘米宽的条带，沿肢体长轴呈线状排列。躯干部有时也可以出现类似的皮疹，通常表现为单侧发病。

患者偶尔会有瘙痒感。皮肤损害蔓延到指、趾时，可侵犯指甲、趾甲，造成甲板变薄、甲分裂、甲床角化过度等异常变化。

 线状苔藓如何与白癜风进行鉴别？

线状苔藓，有时可以表现为乳白色、线状分布的皮肤损害，需要和白癜风进行鉴别。

线状苔藓为条索状皮肤损害，常常呈单侧线状分布，为乳白色扁平丘疹，有时也可表现为白色斑点。不痛不痒，也没有其他自觉症状。

白癜风为散在或局部发生的白色或乳白色斑片，可发生于身体的任何部位，但以面、颈、手背及躯干部位较为多见。

 什么叫花斑癣？

花斑癣俗称汗斑，是由一种特殊真菌感染引起的皮肤病。

花斑癣常常发生在夏、秋季，以青壮年人多发。花斑癣通常表现为慢性、轻度的炎症，不痛不痒，也没有其他症状。花斑癣的皮肤损害常常表现为散在分布的色素减退或色素沉着斑，绿豆至瓜子大小，有时可以互相融合，形成更大面积的斑片。在这些皮肤损害上方常常覆盖有糠秕状的皮屑。

花斑癣的皮肤损害好发于患者的胸、背、上臂及腋下，有时也可以波及婴幼儿的面部。

 花斑癣如何与白癜风进行鉴别？

花斑癣是一种夏、秋季多发的皮肤病，与真菌感染有关系。因花斑癣常常引起皮肤色素的脱失，因此需要和早期的白癜风进行鉴别。

花斑癣的皮肤损害通常发生在患者的胸、背，以及上臂、腋下等处。皮肤损害表现为色素减退或色素沉着斑片，呈多发性散在分布，也可以融合成不规则大片状，其上覆盖有糠秕状的皮屑。此时，如果取皮屑，用 10% 氢氧化钾溶液直接涂片进行检查，可以找到真菌的弧形菌丝或圆形孢子。

白癜风是由多种原因引起的后天性色素脱失性皮肤黏膜病，主要表现为白色或乳白色的斑片，通常单独发生，呈圆形、椭圆形或不规则形。也可以散在分布于全身多个部位。皮肤损害面积大小不等。此病和真菌感染无关，任何年龄的人都有可能发病，没有季节性。

 得贫血痣是因为"贫血"吗？

李玲是某中学的一名教师，前几天，带 5 岁的女儿来找我看病。在孩子的右侧大腿、小腿后侧，出现了大片的灰白色斑，就像让"流水打湿"了一般。我仔细检查了一下，认为孩子是得了贫血痣，而不是白癜风。听说不是白癜风，李玲轻松了一些。她问我，贫血痣，是因为孩子贫血吗？

贫血痣是一种儿童多发的皮肤病，主要表现为局限性的皮肤浅色斑。贫血痣的发生的确与"贫血"有关，但此"贫血"又非彼"贫血"也。

我们通常所说的"贫血"，是人体血液中红细胞数目和血红蛋白量降低到一定程度，进而引起一系列的临床表现。

而贫血痣的发生，则是因为皮肤损害处的血管组织发育出现了异常。由于这些血管组织对一种收缩血管的物质——儿茶酚胺的敏感性增高，导致局部的血管始终处于收缩状态，这样局部皮肤组织就因为缺血而产生了白色斑片，于是就出现了贫血痣。

听了我的介绍，李玲连连夸我水平高，能把专业的东西讲得如此"通俗"。她表示一定积极配合医生，给孩子进行治疗，争取早日康复。

 贫血痣与白癜风有啥区别？

贫血痣和白癜风都属于后天性色素脱失性皮肤黏膜病，都表现为白色的斑片，两者有时容易混淆，需要进行鉴别。

贫血痣，一般呈单侧分布或局限在身体的某一部位，通常在出生后或不久发生，以后本身很少继续扩大，形状也不会改变。贫血痣的色泽为色素减退而不是色素脱失，如果用力摩擦或加热之后，局部不会发红，但是，周围正常皮肤则会变红。若用玻片压诊之后，皮肤损害边缘更加模糊不清。

白癜风可发生在身体的任何部位，但以躯干较为多见。通常情况下，未经治疗，白斑损害终生不会消退。白癜风与正常皮肤组织的界限十分清楚，白斑周围的皮肤颜色明显加重。如果采用干净的玻片垂直向下压时，白斑边界会更加清晰。

 单纯糠疹是怎样一种病？

单纯糠疹俗称桃花癣，此病多发生在儿童或青少年，也可见于成年人。这种病通常春季发生较多，但也可见于其他季节。单纯糠疹的皮肤损害常常发生于患者的颜面，尤其是双颊及额部，也可见于颈部、躯干以及四肢部位。

单纯糠疹的皮肤损害可为单个圆形，或者椭圆形的斑片，颜色较周围正常皮肤浅，呈苍白色，表面干燥，其上附少量细碎的灰白色鳞屑。有时也可以出现多处灰白色的皮肤白斑。皮肤损害可以逐渐扩大，邻近的白斑可以相互融合。有时皮肤损害可以自行消退，最后遗留轻度的色素减退。

在发病过程中，患者可自觉有轻微瘙痒，或没有任何自觉症状。

单纯糠疹如何与白癜风进行鉴别?

单纯糠疹和白癜风同为后天性色素脱失性皮肤黏膜病。在白癜风发病的初期，色素脱失不太明显的时候，有时容易误诊为单纯糠疹。

但是白癜风的白斑边界有色素加深，表面光滑无鳞屑。白斑部位的毛发也会变白。

单纯糠疹好发于颜面部位，色素减退程度较轻，边界模糊，其上覆以少量鳞屑。此病通常在冬、春时节比较明显，夏、秋季节可自行缓解或消退。

 何谓老年性白斑?

> 五一节回老家住了2天，临走之时二嫂匆匆来找我，说她自己患了皮肤病，让我看看，是不是白癜风?
>
> 最近几个月，二嫂突然发现，在她的双小腿前部出现了一些白色的斑点，不痛也不痒。有人说她是患了白癜风，因此心中十分着急。我仔细检查了一下，发现在她的双小腿前部出现了一些绿豆大小的灰白色斑，表面很光滑，没有皮屑脱落。我告诉她，她是患了老年性白斑，和年龄有关，不属于白癜风，因此她不用过于担心。

老年性白斑多见于45岁以上的中老年人。根据学者的研究，这种病的发生，可能是因为在中老年人的皮肤内黑素细胞发生了老化、变性所引起的。

老年性白斑，通常发生在人体的躯干、四肢，而颜面部则很少发生。皮肤损害常表现为乳白色，大米粒至绿豆大小，个别也能达到指甲大小，其白斑界限清楚。有的白斑呈圆形或椭圆形，数个至数百个不等。白斑处的皮肤稍微凹陷，但边缘没有色素增多。

二嫂今年62岁，现在出现老年性白斑，也不奇怪。听了我的介绍，二嫂表情明显放松了许多。她问，这东西会不会长得很大?

我告诉二嫂，老年性白斑的皮肤损害通常不会长大，只是数目上可能会有所增加。她可以观察一段时间再说。如果心中实在介意的话，可以到医院找我，采用冷冻或激光技术进行去除。

11 老年性白斑如何与白癜风进行鉴别?

有时老年性白斑需要和白癜风进行鉴别。其中，老年性白斑的皮肤损害常常发生在老年人的躯干、四肢部位，颜面部很少见。皮肤损害多表现为乳白色，白斑界限清晰，多数为大米粒至绿豆大小，呈散在、点状分布，这些白斑通常不会融合，白斑处皮肤有轻微的凹陷感。

而老年性白癜风，其皮肤损害常见于人体的颜面、胸背、腋窝、腹股沟，以及手足。白斑初发之时，白斑边界通常比较模糊。随着年龄增长、病情发展，白斑边界逐渐清晰。通常不痛不痒，皮肤白斑处无任何凹凸感。

12 白化病是怎样一种疾病?

在生活中，我们偶然可以看到有一类人，多为男性儿童。他们的皮肤苍白，眼睛发红，头发呈淡黄色细丝状，特别害怕日晒。并且看起来反应有些迟钝。这些人患的皮肤病就叫白化病。

白化病俗称雪里迷，是一种很少见的遗传性疾病。这种病主要表现为皮肤、头发和眼睛，出现部分或者完全的色素脱失，称为眼皮肤白化病。或者仅仅表现为眼睛部位的色素脱失，称为眼白化病。

各种类型的白化病，其皮肤表现是多种多样的。但是，大部分类型的眼部表现却相当稳定，包括视力下降、眼球震颤、缺乏立体视觉等。

13 白化病和白癜风有啥区别?

白化病和白癜风同属于色素脱失性皮肤黏膜病，都存在色素脱失的表现。但两者也有很明显的区别。

白化病是一种罕见的遗传性疾病，通常表现为皮肤及眼睛完全性，或部分性的色素脱失。或以眼睛色素脱失为主要表现，并伴有痴呆、恶性肿瘤等严重病症。

白癜风是一种多因素引起的皮肤疾病。以发生在皮肤上的局限或广泛的白斑损害为主要表现。白癜风患者很少伴发严重的眼病或其他系统症状。

 如何认识黏膜白斑?

> 　　邻居李阿姨今年 62 岁了，前几天因感觉口腔部位刺痛，到附近医院的口腔科就诊。口腔科医生检查后，发现李阿姨的右侧颊部有一片西瓜子大小的白斑。建议她再到皮肤科看一下，于是她找到了我。
>
> 　　我仔细地给李阿姨做了检查，发现在她的口腔内右侧颊部，有一片西瓜子大小的白斑，表面发亮。同时我又检查了她的肛门及外阴部位，则没有发现任何异常。于是我告诉李阿姨，她可能患了黏膜白斑。

黏膜白斑是一种女性多发的黏膜性疾病。通常好发于口腔、外阴和生殖器等部位。起初在黏膜部位发生微小的、光滑的白点或白色条纹。这些白点或条纹可以互相融和，成为肥厚而有光泽的乳白色斑。白斑大小不等，表面粗糙，较硬。患者自觉有刺痛或瘙痒症状。到了疾病晚期，患者对于热或刺激性食物会特别敏感，容易出血。

我告诉李阿姨，在她的口腔部位出现白斑，并且有刺痛和烧灼感，很有可能是患了黏膜白斑。

最后我建议她做一个局部组织的病理检查。过 4～5 天就可以确定她是否患了黏膜白斑。

 黏膜白斑和白癜风有啥区别?

黏膜白斑，是发生在黏膜部位的一种组织增生性疾病。此病主要表现为发生在黏膜部位的白斑损害，有时需要与白癜风进行鉴别。

黏膜白斑多发于老年女性，白斑损害好发于患者的黏膜部位，特别是口腔、外阴和生殖器等部位。这种病主要表现为肥厚而有光泽的白斑，有刺痛或瘙痒症状。此病具有癌变倾向。

白癜风可发生于身体皮肤的任何部位，但以头面、四肢及生殖器部位较为多见。白癜风很少有瘙痒或疼痛症状，也很少发生恶变。

16 白癜风患者需要做哪些检查？

白癜风是一种很常见的后天性色素脱失性皮肤黏膜病。这种病在临床上特征明显，诊断比较容易，但是治疗却十分困难。

白癜风的检查项目有很多，如伍德灯检查、微量元素检测、免疫功能检查、病理检查、玻片压诊、皮肤镜检查、同形反应检查等。

白癜风的辅助检查，主要用于白癜风的临床分型，以及与其他类似疾病的鉴别，以便于制订更加有效的治疗方案。

17 在什么情况下，白癜风患者需要做病理检查？

组织病理检查，是诊断皮肤病的重要手段之一。病理检查结果被称为疾病诊断的"金标准"，无论是医生，还是患者对此都十分重视。

由于白癜风患者皮肤表现特殊，诊断相对容易，白癜风患者一般不需要进行病理切片检查。只有出现以下情况，皮肤病理检查才能成为"必检项目"：①对怀疑为白癜风的色素脱失斑，经过长期随访观察，仍然不能够确诊时。②怀疑白癜风患者的病情有恶性变化时。③对久治无效的白斑，既不能明确是完全型白斑，患者又迫切希望治疗时，可以做组织病理检查，以判断是否存在黑素细胞，特别是对多巴反应阳性的黑素细胞。

18 啥叫伍德灯？

昨天，高中同学刘柱从县里给我打来电话。说在 7 天前，因发现他 3 岁的小孙子左侧小腿长了一些灰白色的斑，到县医院检查。

皮肤科医生建议，最好到市里医院用伍德灯检查一下，看孩子的病是白癜风，还是贫血痣？刘柱问我，啥叫伍德灯？有啥用？

伍德灯是目前皮肤科常用的一种诊断工具。伍德灯的基本原理，是通过含有氢化镍的滤片，而获得 320 ～ 400 纳米波长的长波紫外线。再借助这种紫外线，照射患者的皮肤损害部位。如果黑

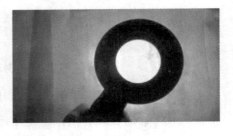

素减少则折光性强，表现为浅色。如果黑素增加则折光性弱，表现为暗色。由此可以根据皮肤损害部位的不同表现，来鉴别不同的皮肤疾病。

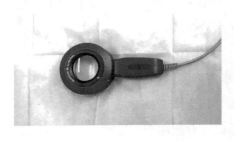

伍德灯可用于多种皮肤病的诊断和鉴别。其中包括，后天性色素脱失性皮肤黏膜病，如白癜风、贫血痣等；感染性皮肤病，如痤疮、头癣、白癣、花斑癣、红癣、腋毛癣等；另外，还有某些肿瘤，如色素痣、神经纤维瘤、基底细胞癌等。

我告诉刘柱，对于发生在儿童身上的皮肤白斑，在早期的确容易混淆。而这些病在伍德灯下会有明显不同的表现，可以进行鉴别。

最后我建议刘柱，尽快带孩子到市里的医院看一下，早诊断、早治疗，效果会更好一些。

19 为什么要用伍德灯来检查白癜风？

有时，白癜风在临床上肉眼很难发现，特别是在白斑初发之时。在这种情况下，如果用伍德灯则可以轻松检测白癜风。

白癜风患者经过一个时期的治疗，有时会逐渐好转。可是，在白斑中开始出现毛囊复色时，复色初期在自然光线下表现并不明显，此时就可以借助伍德灯来观察而得以确认，由此判定白癜风的治疗效果。

另外，伍德灯检查还有助于白癜风与其他白斑疾病的鉴别。在伍德灯下，白癜风的皮肤损害为纯白色的，与周围正常皮肤对比鲜明，界限清楚。而无色素痣、白色糠疹、结节性硬化等，在伍德灯下表现为黄白色或灰白色。至于贫血痣，其淡白色皮肤损害在伍德灯下则不能显现。

20 伍德灯检查白癜风有何优点？

近年来，伍德灯已经成为皮肤科常用的诊断工具，对于白癜风的检查，具有以下优点。

首先，在检查时不必直接接触皮肤损害部位，无传染疾病的可能。其次，可以准确地检测出黑素脱失的程度，辨别是完全性还是不完全性白癜风，并能够筛查出肉眼尚不能看到的白癜风皮肤损害。

另外，在检查过程中不用取血，无创伤、无痛苦，检查结果快速、准确。适合于各个年龄段的白癜风患者。

21 什么叫皮肤镜？

皮肤镜又称皮表透光显微镜，是近年来逐渐普及的一种皮肤科检查设备。临床实践证明，皮肤镜检查对于观察皮肤色素性疾病具有重要价值。

早在 1989 年，皮肤科学者就根据皮肤肿瘤表面颜色的变化，以及与病理变化的关联性，在德国汉堡制定了一套诊断标准，由皮肤镜所观察到的色素形态来辅助皮肤良性肿瘤、恶性肿瘤的诊断。

皮肤镜检查，对于色素痣、白癜风、恶性黑素瘤、基底细胞癌、血管瘤、玫瑰糠疹、银屑病、扁平苔藓、斑秃、汗孔角化症等疾病具有特殊的诊断价值。

22 皮肤镜检查对于白癜风有什么价值？

皮肤镜和眼科用的眼底镜、耳鼻喉科用的耳镜一样，是用来观察色素性皮肤病的重要工具。特别是对白癜风的早期诊断、临床分期、疗效评价具有重要意义。

在白癜风皮肤损害中，用皮肤镜可以观察到毛细血管扩张、早期色素岛形成和皮肤损害周围色素加深等，这些现象与白癜风不同的发展阶段，以及有无治疗史有关。

而其他后天性色素脱失性皮肤黏膜病，如花斑癣、白色糠疹、老年性白斑、无色素痣、贫血痣等，则未见有类似现象。

23 何谓白癜风的玻片压诊法？

到皮肤科看病，有时候皮肤科医生会将一个长方形的玻璃片，压在患者的皮肤损害上，然后观察皮肤损害的变化。这是怎么回事呢？医生为什么要这样做呢？

这是皮肤科医生常用的一种检测疾病的方法，叫玻片压诊法。皮肤科医生采用一玻璃片平压皮肤损害处之后，逐渐减小压力，观察皮肤损害有无从白色向淡红色过渡的现象，如果皮肤损害有逐渐充血的现象，为阳性。如果皮肤损害处没有充血现象，仍为纯白色，则为阴性。

玻片压诊法，可以用来帮助诊断白癜风、血管瘤、过敏性紫癜、寻常狼疮等多种皮肤病。其中，白癜风在玻片压诊试验中表现为阳性，贫血痣则表现为阴性。

24 白癜风患者为何需要测微量元素？

牛姐是我两年前在哈密市工作时认识的一位朋友。几个月前，在她的胸背部突然长出了一些白斑，她急忙赶到地区医院的皮肤科，那里的医生说她是患了白癜风，建议她做一下微量元素检测。随后牛姐又不远千里打电话给我，问为什么得了白癜风，要测量微量元素呢？

我告诉牛姐，根据临床观察，很多白癜风患者，其发病是因微量元素缺乏所引起的，如铜、砷、锌等。进行微量元素检测有利于帮助患者找准病因，以便更有效地进行治疗。

曾有学者做了一个试验，就是对 100 例白癜风患者头发中的铜元素进行测定，并和 100 例正常人头发中铜元素含量进行比较，结果发现，白癜风患者头发中铜元素含量的平均值为 8.689 8 微克／克，正常人头发中铜元素含量的平均值则为 10.070 3 微克／克。随后经统计学检验，证实白癜风患者的发病与低铜有着十分密切的关系。

最后我在电话中告诉牛姐，白癜风患者进行微量元素测定是很有必要的。这样会更有针对性地进行治疗，疗效可能会更好一些。

25 为什么白癜风患者要做血液检查？

针对白癜风患者，在治疗之前或在治疗过程当中，进行一些血液检查是很有必要的。通过血液检查，可以从中发现一些异常或者潜在的内脏病变，查明发病原因，促进白癜风患者疾病的早日康复。

通过进行血常规检查，学者们发现，很多白癜风患者伴有贫血、白细胞及血小板数目的减少。针对患者的自身抗体进行检查，可以发现在白癜风患者的血清中，自身抗体的阳性率比正常人血清要高很多，这些自身抗体主要包括抗甲状腺抗体、抗胃壁细胞抗体和抗核抗体等。

这些情况均表明，通过对白癜风患者的血液检查，可以进一步查明白癜风可能的诱发因素和发病原因，从而对症治疗，提高疾病的治愈率。

西医内、外科疗法

自从有了人类之后，就有了白癜风这种病。我们人类一直在和白癜风做斗争，并且拥有许多应对的武器和手段。其中，内、外科疗法相当于我们战胜白癜风的常规武器，在白癜风的治疗中发挥着举足轻重的作用。

 哪些药物可以治疗白癜风？

白癜风是一种常见的、以局限性的色素脱失为特征的皮肤病。目前治疗白癜风的药物种类繁多，其中，有许多药物被证明疗效确切，但需要治疗足够的疗程才能达到控制疾病的目的。

常用于治疗白癜风的药物包括以下几类：补骨脂素类药、类固醇皮质激素类药、免疫抑制剂、抗氧化剂、钙调磷酸酶抑制药、甘草的制剂等。

 大阿美是怎样一种植物，为何能治疗白癜风？

大阿美是一种一年生的伞科植物。早在 20 世纪 50 年代，在医学文献中，就已经积累了许多关于大阿美提取物结合紫外线照射治疗白癜风的资料。

在 1947 ～ 1948 年，埃及学者法哈米和他的团队，通过多次的试验，终于从大阿美的果实中分离出了 3 种有效成分。其中包括 8- 甲氧基补骨脂素（又称甲氧沙林）、8- 异戊烯氧基补骨脂素，以及 5- 甲氧基补骨脂素等。其中，甲氧沙林对白斑损害效果最好。

3 甲氧沙林为什么能治疗白癜风？

萌萌是一名高中生，前几天因为左前臂长了一块鸽子蛋大小的白斑，在妈妈的带领下来到了我的诊室。我认为萌萌是患了白癜风，建议他做窄谱中波紫外线（NB-UVB）照射，并且开了1瓶甲氧沙林擦剂局部应用。听说患了白癜风，母子俩都有些吃惊，因为他们听说白癜风很难治。萌萌问我，甲氧沙林效果好吗？这种药为什么能治疗白癜风？

甲氧沙林，又称 8- 甲氧基补骨脂素，是一种具有光敏作用的药物。这种物质配合日光照射治疗白癜风具有很好效果。如果配合规范的紫外线照射，效果则会更好。甲氧沙林主要具有以下的生物学效应：

（1）角质层的变化：皮肤在经过日光照射之后，其表皮的角质层可以变厚，增厚的角质层可防止日光的晒伤。甲氧沙林有明显增强此种反应的作用。在角质层中所保留的黑素是最强的遮光物质。

（2）色素沉着：甲氧沙林不能直接产生黑素，而是加强了紫外线的作用。一方面可以促进黑素的生成，并促使其扩散。另一方面，皮肤中产生了显微镜下或临床可见的炎症反应，破坏了皮肤中的巯基化合物，激活酪氨酸酶的活性，从而加快了黑素的合成。

听了我的介绍，母子俩恍然大悟。萌萌妈妈说，现在萌萌已经放假了，可以配合进行窄谱中波紫外线照射，只希望病情能够尽快得到控制。

4 哪些因素可能影响甲氧沙林对白癜风的疗效？

甲氧沙林是一种最常用的补骨脂素类药，对于白癜风具有肯定的疗效。近年来有学者报道，对于 1/3 发生在特殊部位的白癜风患者，特别是面部的皮肤损害，甲氧沙林可使其色素完全恢复，或接近完全恢复。

甲氧沙林对于白癜风的疗效，可能会受到一些因素的影响。如儿童比较容易取得疗效，病期长的白斑往往疗效较差或无效。面部、躯干等部位的皮肤损害较四肢（特别是手足）部位更容易治疗。也有人认为，暴露部位的白斑损害较遮蔽部位的白斑损害治疗更容易一些。通常情况下，皮肤损害面积过大的患者治疗相对比较困难。

为了达到比较满意的效果，治疗时间必须足够长。色素开始恢复平均在治疗 3 周以后。如果在治疗 2 个月之后仍无色素再生，可以考虑停药。

 "补骨脂素 +" 治疗白癜风效果好吗？

目前，流行于世的"互联网 +"给各行各业插上了腾飞的翅膀。比如"互联网 + 销售"＝网购，"互联网 + 付款"＝支付宝，"互联网 + 聊天"＝微信，这一切都给我们的生活带来了翻天覆地的变化。

同"互联网 +"一样，"补骨脂素 +"的方法，也能够极大地提高白癜风的治疗效果。

1974 年，国外学者爱尔莫菲发现，一些患者在应用补骨脂素的基础上，加用类固醇皮质激素，可能会加强补骨脂素的疗效，特别是对急性播散型白癜风效果更好。

有学者曾经采用 0.25% ～ 0.5% 补骨脂素联合 10% 尿素霜外搽治疗白癜风，疗效有明显提高。因为在紫外线照射皮肤损害之后，角质层会增厚而发生治疗抵抗，而使用 10% 尿素霜之后，可使黑素细胞更容易接受补骨脂素及紫外线照射的作用。

 患了白癜风，能用类固醇皮质激素类药吗？

建生是几年前我参加全省学术交流会时认识的朋友，现在是某县中医院的皮肤科主任。前几天他打电话给我，说在他们那儿有一个 25 岁的小伙子，突然在双侧前臂部位发现数个铜钱大的白斑。患者前去找他，他诊断为白癜风，属于进展期。听说进展期白癜风最好用类固醇皮质激素类药治疗。他问应该如何使用类固醇皮质激素类药？

我告诉他，对于泛发性、进展期白癜风皮肤损害，可系统应用类固醇皮质激素类药，如泼尼松每次5毫克，每天3次口服，持续数月。对于局限性、早期损害或10岁以下儿童，可局部应用类固醇皮质激素类药，如0.05%卤美他松软膏、0.1%曲安西龙霜等，每天外涂1次。如果应用3个月，仍未见有色素再生，应停止用药。

具体到这个小伙子，可以选泼尼松，每次20毫克，每天1次口服。连用4周之后，可以按照每2周5毫克来进行减量，应用12～16周。同时也可以外用0.05%卤美他松软膏或甲氧沙林、他克莫司等药物。

另外，白斑损害内注射曲安西龙混悬液（10毫克／毫升）也有一定效果。但是需要注意，长期外用类固醇皮质激素类药可引起局部皮肤萎缩、毛细血管扩张等不良反应。

最后我告诉建生，如果疗效不理想，可介绍患者来省城，配合紫外线照射等方法进行综合治疗。

 泼尼松类药物适用于哪种类型的白癜风？

一位姓李的朋友通过"老蔡导医"平台给我留言，说她的面部和双前臂部位长了几处白斑。到附近医院的皮肤科，医生说是白癜风，建议口服泼尼松一段时间。她问白癜风能用泼尼松治疗吗？效果怎样？

泼尼松属于类固醇皮质激素类药。同光化学疗法一样，口服这类药物曾经被视为治疗白癜风的一线疗法。

但是，目前大多数学者认为，类固醇皮质激素类药只适用于皮肤损害面积较大、处于活动期、病情较为严重，并且其他药物治疗效果不好，以及并发有其他自身免疫性疾病的患者。

李女士患的皮肤病，属于新发生的白癜风，皮肤损害处于活动期，可以选用泼尼松口服治疗。但需要在医生指导下规范的用药，以提升疗效，避免不良反应的产生。

通过微信平台，我建议李女士，她可以应用泼尼松。但需要到正规医院的皮肤科，按照医生的处方用药。并且，配合窄谱中波紫外线照射以及其他的免疫调节药物，效果可能会更好。

我提醒李女士，在应用过程中，要密切观察药物的不良反应。对于糖尿病、高血压、结核病、溃疡病、慢性感染等的患者，要慎用或者禁用。

 外治白癜风应如何选择类固醇皮质激素类药?

米良曾经在我们科进修半年时间，目前在某县县城开了一家诊所。平时遇到什么难题，喜欢给我打电话或发微信。前两天，他通过微信问我，外用激素药物治疗哪种类型的白癜风效果最好? 治疗白癜风应如何选择激素药物?

我告诉米良，外用类固醇皮质激素类药是治疗儿童白癜风、特殊部位白癜风的有效手段。主要适用于局限型白癜风、节段型白癜风，以及年龄较小的儿童白癜风患者。

在药物的选择上，曾有学者认为，局部外用激素应注意根据皮肤损害部位和年龄的不同，选择不同强度的外用制剂。比如，对于面部、摩擦部位、黏膜部位的皮肤损害，应选用氢化可的松软膏等弱效激素。对于婴幼儿白癜风，应选用丁酸氢化可的松软膏、丙酸氟替卡松乳膏等弱效或中效激素类药。至于年长儿童以及成年白癜风患者，则可以选用强效或超强效激素类药，如哈西奈德软膏、卤美他松软膏等。

但是，有国外学者研究发现，外用激素治疗白癜风与他的抗炎强度有关。如果应用氢化可的松等弱效激素类药，有效率为30%，那么用中效、强效激素，其有效率则可达到 70% 以上。近年来，有许多学者采用超强效激素卤美他松软膏外用治疗白癜风，每天 1 次，用 2 周停 1 周，取得了较好的疗效。

看了我的微信，米良说他知道怎么用了。米良告诉我，在他们那儿皮肤病患者挺多的，希望以后我能够定期去他们那儿坐诊、指导，帮助一下他们那里的父老乡亲。

 卡泊三醇治疗白癜风效果如何？

> 玲玲是郑州大学的一名大一学生。最近在玲玲的腰部长了一片白斑，有鸡蛋大小，很是醒目。玲玲十分着急，就找到了表姐——消化内科的王主任。两人一起来到皮肤科门诊找我。
>
> 我认真询问了玲玲发病的过程，并仔细地为她做了检查。随后我告诉这姐儿俩，玲玲是患了白癜风。随后我给她开了一些药，并建议做窄谱中波紫外线照射。王主任看到在处方中有一种叫卡泊三醇的药物，就有些疑惑。这不是治疗银屑病的药物吗？这药也可以治疗白癜风？

不错。卡泊三醇属于维生素 D 衍生物，具有调节免疫、抗炎症递质的作用。因此，卡泊三醇药物通常被用于治疗银屑病。

近年来，有学者研究发现，在皮肤组织中的角质形成细胞和黑素细胞，其表面均存在着一种特殊的物质，叫维生素 D_3 受体。这种物质具有调节黑素细胞的增生，参与黑素合成的作用。因此卡泊三醇通过对维生素 D_3 受体的作用，可用于治疗局限型白癜风，并且已经取得了一定效果。

王主任听了以后，表示她又学到了一些新知识。她说当医生就必须不断学习，与时俱进，不然就会落伍，就会被淘汰。我深以为然，连连点头。

最后我叮嘱玲玲，卡泊三醇软膏可以在睡前外用，第二天晒太阳 10 ～ 15 分钟，2 天 1 次，12 周为 1 疗程。卡泊三醇也可以配合窄谱中波紫外线照射，那样效果会更好一些。

10　维生素和微量元素能治疗白癜风吗？

维生素和微量元素都是人体必需的物质，尽管不像糖、蛋白质、脂肪那样受人关注，而且人体中的含量也是微不足道，但有时这些"小东西"却发挥着大作用。

比如，白癜风的发生就和某些微量元素缺乏有关系。有学者研究证实，在白癜风患者的血清中，铜、锌、硒、叶酸和维生素的水平，往往低于正常人。因此，他们采用叶酸2毫克，每天2次，维生素 B_{12} 100微克，每周2次肌内注射，同时配合窄谱中波紫外线照射治疗白癜风，取得了明显的疗效。

另外，有学者报道，在白癜风患者的皮肤损害处铜和锌的含量明显低于正常皮肤，因此，他们采用局部给予铜制剂治疗白癜风也取得了较为满意的效果。

11　遮盖法能治疗白癜风吗？

回答是否定的，不能！但是这种方法却能够改善白癜风患者的外在形象，有助于患者参与正常的社会活动。

白癜风患者在外出活动之前，可以考虑在暴露部位的皮肤损害处使用遮盖剂。常用的遮盖剂有5%二羟基丙酮、人工色素等，这些药物均有一定的遮盖、美容效果。

需要特别提醒，这种方法可能会引起接触性皮炎、皮肤瘙痒、干燥、斑秃等不良反应，应及时进行对症处理。

12　为什么他克莫司能够治疗白癜风？

白癜风是一种常见的皮肤病，比较难治。关于白癜风的发病过程，目前尚不清楚。学术界普遍的看法为，患者自身免疫功能的异常是白癜风发病的重要因素，因此外用免疫调节剂治疗白癜风疗效较好。

他克莫司属于钙调磷酸酶抑制药，具有免疫抑制作用。这种药物经美国食品药品管理局（FDA）批准，主要用于特应性皮炎的治疗。近年来，皮肤科医生应用他克莫司外用制剂治疗白癜风疗效颇佳，据报道称有效率可达60%以上。

他克莫司主要是通过改善黑素细胞生长环境，从而使其功能得到充分发挥，以达到治疗目的。由于此类药物没有皮肤萎缩和毛细血管扩张等不良反应，并且可用于面颈部，因此受到了医生和患者的广泛欢迎。

 甘草酸苷治疗白癜风效果如何？

甘草酸苷是一种新型的免疫调节剂，目前此药被广泛应用于皮肤科领域，包括白癜风这种病。研究证实，甘草酸苷具有调节免疫、抗过敏、抗炎等作用，作用机制是调节机体的细胞免疫功能，减少黑素细胞的损伤，恢复黑素细胞的功能，从而达到治疗的效果。

我国学者宋维芳等曾报道，使用复方甘草酸苷联合光疗治疗白癜风，可以获得满意疗效。由于该药治疗作用确切，而且不良反应少，在治疗白癜风方面已被广泛应用。值得注意的是，由于该药具有水、钠潴留作用，因此长期应用时应密切关注患者的血压变化。

左旋咪唑等能治疗白癜风吗？

目前学术界公认，在白癜风的发病过程中，免疫学病因发挥着重要的作用。左旋咪唑、转移因子等药物具有双向免疫调节作用，可以改善人体的免疫环境，促进免疫平衡，常用于白癜风的治疗，而且疗效确切。

具体应用方法：左旋咪唑50毫克，每天3次口服，每2周连服3天。转移因子1～2单位，每周2次皮下注射，3个月为1疗程，有阻止白癜风扩散的作用。

其他的免疫调节剂，还有他克莫司、胸腺素、环孢素等，这些药物对于治疗白癜风也有一定的疗效。

15　能用制斑素治疗白癜风吗？

说起制斑素这种药，真是一言难尽，且容笔者从头道来吧。

补骨脂是一种常用的中药，作为中药的补骨脂实际上是豆科植物 *Psoralea corylifolia* L. 的果实。20 世纪 50 年代末，杭州市第三人民医院的赵受新医师在《中华皮肤科杂志》发表论文，报道他首次单独使用补骨脂浸液治疗白癜风，取得了较好的效果。

后来有学者报道，从中药补骨脂中提取液体制剂"制斑素"，单独肌内注射或结合外用治疗白癜风。他们认为这种方法，与单独外用补骨脂治疗白癜风相比，疗效会更好一些。

制斑素的具体用法为：制斑素注射液 4 毫升，每天 1 次，肌内注射。去白素每片含补骨脂素 5 毫克，每次服 3 ～ 6 片，每天 3 次。用药期间要注意补充铜、锌、硒、铁等微量元素。

16　氮芥乙醇治疗白癜风疗效如何？

氮芥乙醇是目前治疗白癜风的一种常用药物，并且疗效较好。学者们的研究证实，氮芥进入人体之后，可以形成一种特殊的化学物质——乙烯亚胺基。而乙烯亚胺基则能够与巯基发生作用，激活酪氨酸酶，从而加速黑素的合成。

具体方法：将盐酸氮芥 50 毫克，溶于 95% 乙醇 100 毫升中，每天 2 次外涂。也可以将 0.05% 氮芥乙醇，加入氢化可的松 100 毫克，随后均匀外搽，效果也不错。

这种药物需要现用现配，配制后可保存 1 周。这种药物外用之后对皮肤有一定的刺激作用。

17　什么叫全色素脱失？如何处理？

全色素脱失，指的是白癜风发展到一定阶段，出现的一种严重情况。全色素脱失，主要是指白癜风患者的绝大部分皮肤区域发生了病变，此时，患者正常的皮肤区域已经很少很少。

通常，在超过50%的体表皮肤被白癜风侵犯时，患者就要考虑用色素脱失方法进行治疗。这种治疗是永久性的，治疗的目标是全面的色素脱失。

在身体的局部区域，如患者的暴露部位，也可以进行这一疗法。

处置方法为：外用20%的氢醌苄基醚，每天2次，连续3～6个月，用于有残余色素的部位。疗程可能需要10个月以上。在接受该疗法的患者中，大约有16.67%的人会发生急性皮炎的表现，需要进行对症处理。

 铜制剂能治疗白癜风吗?

铜是一种贵金属，从古至今在中国人的生活中扮演着重要角色，比如古代的青铜器、古代的货币，比如现在我们天天使用的电器设备。但铜制剂也能治疗白癜风，你知道吗？

学者们研究发现，在白癜风的发病过程中，铜元素发挥了特殊的作用。由于铜元素的缺乏，酪氨酸酶的代谢及功能受到影响，进而减少黑素的合成，就可能导致局部的色素脱失，即白癜风的形成。在这种情况下，补充铜元素就能够改善白癜风患者的病情。

可以选5%硫酸铜溶液，成人10滴，放入水或牛奶中，饭后服用，每天3次（儿童酌减），疗程应持续数月。或者应用0.5%的硫酸铜溶液，在白斑区每天通过离子透入给药，据说效果也不错。

因此，铜有时还是治疗白癜风的药物。尽管有些难以置信，你还必须选择相信。

19 **患了节段型白癜风应如何治疗?**

节段型白癜风是白癜风的一种常见类型。相对于其他的类型，节段型白癜风治疗效果要更好一些。

在节段型白癜风的进展期，可以选择外用类固醇皮质激素类药、其他免疫抑制剂，以及免疫调节剂，如转移因子、胸腺素等。也可以选用窄谱中波紫外线、308 纳米准分子激光等进行局部光疗。

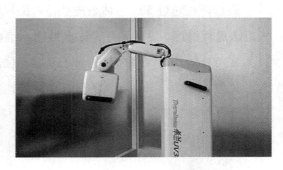

在节段型白癜风的稳定期，选择进行自体表皮细胞移植，可望取得较好效果。也可以选择补骨脂类药物、类固醇皮质激素类药、盐酸氮芥等外用。或者窄谱中波紫外线、308 纳米准分子激光等进行局部光疗，或者进行光化学疗法。

对于节段型白癜风，采用中医中药治疗，有时效果也不错。

啥叫自体表皮移植法？

> 大学时的同学小安，现在是一家县医院的神经内科主任。前几天，他通过微信给我发了张照片。他 5 岁的小孙子胸部突然长了一片白斑，大约有鸽子蛋大小。皮肤科医生说孩子患了白癜风，建议做自体表皮移植术。小安问我，当年一起学医的时候，治疗白癜风好像并没有这种方法，这究竟是咋回事呢？

我告诉他，自体表皮移植法全称自体表皮细胞移植法。这种方法在 20 世纪 90 年代产生，并逐渐在中国大陆推广开来。这种方法主要适用于稳定期的局限型白癜风，并且效果还不错。

目前学术界认为，白癜风的主要病理改变就是黑素细胞以及黑素的减少，甚至完全脱失。自体表皮移植就是采用一种特殊的仪器，即表皮移植机，将患者自体正常部位的皮肤表皮层取下，随后移植于白斑损害区域，使黑素细胞成活，生长蔓延，逐步覆盖白斑区域，从而达到治疗白斑损害的目的。

小安的孙子发病时间较短，还不属于稳定期，采用这种方法要慎重。

小安听了我的介绍之后，决定带孩子来检查一下，再选择合适的方法进行治疗。

21 自体表皮移植法有哪些不足之处?

自体表皮移植法，是目前治疗白癜风的一种常用的外科手段。有资料显示，采用自体表皮移植法治疗处于稳定期的局限型白癜风和节段型白癜风，治愈率可达到90％以上。

但是，自体表皮移植法也存在着一些不足之处。①部分患者的色素恢复不均衡、不同步，造成皮肤损害部位颜色不均匀。②治疗费用较高，可能会给患者造成一定的经济负担。③有少数患者疗效并不理想，这需要在手术之前给患者讲清楚。

22 哪些白癜风患者不适合用自体表皮移植法?

自体表皮移植法是治疗白癜风的一种有效手段，对于处于稳定期的局限型白癜风、节段型白癜风疗效较好。可是也有一些白癜风患者不适合采用此法。

●白癜风发病与外伤有关系，进展期或有同形反应的白癜风患者不能用此治疗方法。

●凡患有糖尿病、末梢神经炎、瘢痕体质等的患者不宜做此项治疗，以免发生术后感染、局部溃疡或瘢痕形成。

●身体多处存在白斑损害，或皮肤损害面积过大时，此法疗效较差，不建议使用。

23 文色法治疗白癜风，这法子靠谱吗?

表兄早年当兵，在宁夏回族自治区安家落户，已经好多年没有回老家了。半年前，在他的左前臂突然长了一块铜钱大的白斑，到当地医院的皮肤科，医生诊断为白癜风。连续治疗几个月，效果不太好。于是医生建议，用文身的方法，将色素植入白斑损害处。

表兄听亲戚说我是一个皮肤科医生，就打电话给我。他说他知道文身这种事情，就是为了装酷，在皮肤上刻下自己喜欢的文字或图案。但是对于用文身的方法治疗白癜风，他心中却有些疑惑。这法子靠谱吗？

采用文身的方法治疗白癜风，正规的称呼是文色法。文色法和文身的过程类似，就是利用显微外科技术，将带有色素的物质，主要成分是氧化铁，通过物理性的方法植入白斑处。这种方法可以对白斑起到长期的遮盖作用。

文色法常用于静止期的局限型白癜风及节段型白癜风。由于这种方法可能会发生脱色、感染、同形反应，以及模拟色与肤色不匹配等情况，目前已很少应用。

最后在电话中我建议表兄，可以用这种方法试试。既然采用常规的方法已经治疗很长时间，效果也不理想。对于文色法不妨试一试。

24 皮肤磨削术可治疗哪种类型的白癜风？

皮肤磨削术是一种经典的美容方法，通常用于治疗色斑或痤疮引起的痘印。近年来，根据一些学者的报道，皮肤磨削术治疗白癜风也有一定效果。

他们发现，对白癜风患者进行皮肤磨削术之后，可以唤醒毛囊外毛根鞘中已经沉睡的黑素细胞，使其增殖、分化、成熟，向白斑处移行，从而为白斑处补充黑素细胞。

皮肤磨削术主要用于治疗静止期的局限型白癜风及节段型白癜风。特别适用于治疗口周、鼻旁、耳郭、眼睑、眉弓、锁骨区、喉结、指、趾等非平整部位的白癜风。只要磨削时注意磨削深度，无须担心瘢痕形成。

物理疗法

白癜风是一种常见的皮肤病，对我们人类来说，这是一个难以对付的敌人。有时仅仅用于一些常规武器，还不能保证我们能够取得胜利。

那么，要战胜白癜风，我们有哪些克敌制胜的法宝呢？在这里就先亮亮我们的家底吧！

 啥叫紫外线疗法？

紫外线疗法是利用紫外线照射人体来防治疾病的一种方法。传统的紫外线疗法包括人工光源中波紫外线、长波紫外线照射等。近几年，又发现了新的治疗皮肤病的光谱，如311纳米的中波紫外线，被称为窄谱中波紫外线。

几千年前，人们就开始应用日光照射来治疗多种疾病。20世纪20年代，高克曼开始使用煤焦油外用加高压汞蒸气灯光疗来治疗银屑病，并取得了很好的疗效。1947年有皮肤科医生开始使用口服（或外用）补骨脂素，联合长波紫外线照射，即光化学疗法（PUVA），治疗白癜风和银屑病等皮肤病。目前，在临床上广泛应用窄谱中波紫外线照射疗法治疗白癜风等皮肤病，则更加有效、更加方便和更加安全。

 紫外线疗法可治疗哪些疾病？

紫外线主要可分长波紫外线（320～400纳米）、中波紫外线（290～320纳米）两种类型。紫外线照射可改善人体的血液循环、促进上皮细胞增生和色素形成，并有杀菌、镇痛和止痒作用。临床上常用于治疗白癜风、玫瑰糠疹、银屑病、斑秃等皮肤病。

紫外线疗法在治疗之前首先应测定最小红斑量。治疗时再根据病情给予亚红斑量、红斑量或超红斑量等逐渐增加。通常 2 ～ 3 天照射 1 次，10 次为 1 疗程。在治疗时应注意保护眼睛，男性患者还要注意生殖器部位的防护。

 为什么紫外线能治疗白癜风？

紫外线对人体有多种生物学效应，其中主要通过两种方式来对白癜风发挥治疗作用。

首先，紫外线的照射能够导致皮肤局部的色素沉着，因此可用来治疗白癜风等后天性色素脱失性皮肤黏膜病。紫外线导致的色素沉着可包括即发性和延迟性两种类型。即发性色素沉着，指的是在紫外线照射之后立即发生，这种情况 300 ～ 400 纳米的紫外线都可以引起。另一种情况为延迟性色素沉着，主要是由 250 纳米的短波紫外线或 340 纳米的长波紫外线所致。

其次，紫外线照射具有免疫调节作用。在人体表皮中存在着一种特殊的免疫细胞，叫朗格汉斯细胞。人体皮肤在受到紫外线照射时，即使照射剂量相对较低，也会改变朗格汉斯细胞的形态和功能，从而对皮肤的免疫过程发生作用。

另外，紫外线还具有杀菌、消炎止痛、促进伤口愈合、改善局部血液循环、促进维生素 D 合成、脱敏等作用，因此可用于治疗其他一些皮肤病。

 什么叫光化学疗法？治疗白癜风效果怎样？

光化学疗法，是由光敏物质与紫外线联合治疗皮肤病的一种方法。数百年前，人们已经开始采用光化学疗法来治疗白癜风，并且取得了很好的效果。

光化学疗法具体方法为：首先要口服或外用光敏物质，如甲氧沙林，口服用量为 0.6 克 / 千克，或配成 0.1% ～ 0.5% 的酊剂外涂。在口服 2 小时或外涂甲氧沙林 1 小时之后，患者再开始接受长波紫外线照射。第一次以最小红斑量（指能产生肉眼可见最弱红斑所需要的紫外线照射时间或剂量，它有助于了解皮肤对所接受的紫外线的敏感程度）开始，以后逐渐增量，隔日照射 1 次。皮肤损害消退大半后，可改为每周 1 ～ 2 次。随后，病情进一步好转，可减少照射次数维持。

光化学疗法对于面部、躯干部，以及四肢近端的白斑损害效果较好，有50%～70%的白斑有可能恢复颜色。通常发生在手足部位，以及孔道周围的白斑损害，对治疗的反应较差，因此疗效也不太理想。

另外，肤色较暗的白癜风患者，由于能忍受较大剂量的紫外线，所以疗效要比肤色浅的患者更好一些。

 光化学疗法治疗白癜风应注意哪些问题？

光化学疗法治疗白癜风应特别注意：①注意眼睛的防护，在光室内必须戴上防紫外线的眼镜。②治疗时无皮肤损害部位应用不透明物遮盖。③保护暴露部位皮肤免受日光照射，在服补骨脂素后至少8小时要用衣着或广谱遮光剂如苯酮等保护避光日晒。④定期做三大常规、肝功能、肾功能、眼科检查。⑤避免同时使用其他光敏药物，如磺胺类、喹诺酮类抗菌药、四环素类抗生素、非甾体抗炎药、噻嗪类利尿药等。

 什么是窄谱中波紫外线？

近几年，窄谱中波紫外线已经成为治疗白癜风、银屑病等皮肤病的有效手段，受到广大皮肤病患者的欢迎。那么，什么是窄谱中波紫外线呢？它为什么能治疗皮肤病呢？

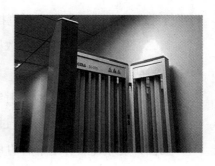

众所周知，照射到地球的光线主要指的是太阳光。而太阳光呢，则可以分为紫外线、红外线和介于两者之间的可见光三个区域。

其中紫外线属于不可见光线，紫外线的波长范围为180～400纳米。可分为长波紫外线、中波紫外线和短波紫外线，每种波长的紫外线对人体都具有不同的生物学效用。

20 世纪 70 年代，有专家对不同波长紫外线治疗银屑病的效果进行了比较，他们使用不同组合的滤光镜，从原有 250 ～ 400 纳米的宽谱汞灯光中分离出 313 纳米、334 纳米和 365 纳米三种窄谱紫外线，并分别观察它们对银屑病的治疗效果，结果证实 313 纳米的紫外线对银屑病疗效最好，且红斑反应性相对较轻。

20 世纪 80 年代初，飞利浦公司研制出使用特殊荧光剂的 TL01 型荧光灯管，并取得了专利。该灯管能发出波长 311 纳米 ±2 纳米的中波紫外线，这种特殊波段的紫外线就是窄谱中波紫外线。

窄谱中波紫外线可以治疗多种顽固性皮肤病，比如白癜风、银屑病、玫瑰糠疹、慢性湿疹、慢性溃疡、冻疮、扁平苔藓，以及毛囊炎、疖、痈、丹毒等感染性皮肤病，并且效果很好。

 应用窄谱中波紫外线照射治疗白癜风应注意哪些问题？

最近，窄谱中波紫外线照射已经成为治疗白癜风的常规手段，具有疗效好、不良反应小的优点。但是在治疗过程中也应注意一些问题：

第一，由于紫外线可能对患者的视力，以及男性生育功能产生不良影响，因此，在窄谱中波紫外线治疗过程中，患者一定要佩戴紫外线防护眼镜，并对男性患者的生殖器部位进行遮挡。

第二，由于光疗可能具有致黑作用，因此正常皮肤可用衣物遮挡，或者涂擦防光剂进行保护。

第三，窄谱中波紫外线照射结束之后，应避免照射部位的日晒或接受其他人工光源的照射，以免因接受过多的照射而导致皮肤出现严重的不良反应。

第四，紫外线照射结束后的 8 ～ 48 小时，照射部位可能出现轻微红斑、瘙痒，此为治疗之后的正常反应，请不必担心。如果出现明显的红斑、灼痛及小水疱，应告知医生进行妥善处理，并对光疗疗程和照射剂量进行调整。

另外，在进行窄谱中波紫外线光疗期间应谨慎食用、服用下列食物、药物，以免出现不必要的光敏反应。包括芹菜、泥螺、灰菜、小白菜、苋菜、油菜、菠菜、莴苣和木耳等食物，磺胺类药、降糖药、四环素类药、灰黄霉素、利尿药、水杨酸类药和口服避孕药等；以及荆芥、防风、沙参、独活、前胡、小茴香、白鲜皮、白芷和补骨脂等中草药。

 为什么窄谱中波紫外线照射能治疗白癜风？需要治疗多长时间？

　　邻居蔡叔因患面部白癜风来医院找我。在进行了微量元素测量和免疫学检查之后，我给他开了一些药物。同时建议他做窄谱中波紫外线照射治疗。蔡叔问我为啥治疗白癜风要用窄谱中波紫外线照射，需要治疗多长时间？

　　我告诉他，窄谱中波紫外线照射治疗白癜风是一种比较成熟的技术，对于其良好的治疗效果，并没有什么争议。至于其发挥作用的原理，有学者推测可能是因为窄谱中波紫外线照射能够导致产生多种细胞因子，这些细胞因子可以刺激毛囊外根鞘多巴胺阴性的无色素细胞增殖，产生色素，并移行到色素脱失部位致色素恢复。同时窄谱中波紫外线对白癜风患者具有免疫调节的作用，也可以使得移行及增殖的黑素细胞免遭破坏。

　　最后我告诉蔡叔，采用窄谱中波紫外线照射治疗白癜风，通常需要隔天治疗1次，15次为1疗程。一般需要治疗3～6疗程，才有可能控制患者的病情。

　　听了我的介绍，蔡叔很高兴地接受了我的建议，开始了第一次的窄谱中波紫外线照射治疗。

 相对于光化学疗法，窄谱中波紫外线疗法有哪些优点？

　　研究证实，在疗效上窄谱中波紫外线照射治疗与光化学疗法大致相当。但是窄谱中波紫外线疗法相对于后者有以下的优点：①不需要在光照之前服用光敏药物，治疗快捷方便，每次治疗时间较短。②不需要服用光敏剂，没有相关的系统性不良反应，如恶心呕吐等，而且避免了光敏剂对适应证的限制，对孕妇及儿童治疗的安全性增加。

正是由于具备这些优点，近年来窄谱中波紫外线照射治疗被越来越广泛地开展，甚至有逐步取代光化学疗法的趋势。

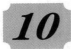 什么叫冷冻疗法？

冷冻疗法是通过使用冷冻剂直接接触在皮肤病变组织表面，使之发生坏死，或诱发免疫反应，从而达到治疗目的。

临床上，冷冻主要用于治疗体表的良性或恶性肿瘤，如疣、黑痣、小血管瘤、息肉等。近年来，部分专家采用冷冻疗法治疗白癜风、皮肤瘙痒症、斑秃、疱疹后神经痛等皮肤病，也取得了一定效果。

常用的冷冻剂有液氮、氯乙烷、干冰等。

11 为什么冷冻疗法能治疗白癜风？

> 在业务查房时，看到我提议给白癜风患者采取冷冻疗法。实习学生晓明问我，冷冻疗法不是用来治疗寻常疣、各种痣的吗？为什么冷冻疗法能治疗白癜风？

冷冻治疗的原理是，在局部组织细胞突然受到低温刺激，体液迅速形成冰晶，致使病变组织细胞受损。因此，可以治疗疣、痣、息肉等体表肿物。

我告诉晓明，对于白癜风来讲，情况有所不同。冷冻疗法治疗白癜风时，一般采用轻微的涂冻或滚冻方法，对局部皮肤组织造成轻微的刺激和损伤。每周1次，连续4～8周，有时可以产生较好的效果。

其原因：①冷冻疗法可以对皮肤形成刺激，使局部产生炎症反应，最终造成色素沉着。②冷冻疗法可以激发机体的免疫反应，调动患者的自身免疫系统，增强患者机体的康复能力。

12 为什么说308纳米准分子激光是窄谱中波紫外线的升级版？

308纳米准分子激光，是近几年比较时尚的一种白癜风治疗技术。这种技术发端于美国，目前在我国的一些大的三甲医院，已陆续引进相关的设备，开展了这个项目。

在临床方面，用于治疗皮肤病的308纳米准分子激光，即氯化氙（XeCl）准分子激光，属于连续的脉冲气体激光范畴。308纳米准分子激光的波长在中波紫外线范围内，脉冲宽度一般为10～30毫秒。因此，也可以说308纳米准分子激光是一种特殊的紫外线，是窄谱中波紫外线的升级版。

13 为什么不同的患者，采用308纳米准分子激光治疗白癜风会有不同的效果？

临床观察发现，不同的患者在采用308纳米准分子激光治疗白癜风时，其疗效存在有明显的个体差异。这是为什么呢？

308纳米准分子激光治疗白癜风的疗效通常取决于以下因素：①皮肤的颜色，一般肤色较暗的患者疗效较好，肤色较浅的患者疗效要差一些。②白斑损害发生的时间，一般发病时间短的恢复较快，病程长的患者疗效要差一些。③白斑损害的部位，通常头面部、躯干部皮肤损害治疗效果最佳，四肢部位稍次，手足部位疗效较差。

因此，位于手指背面、掌心和足底的白斑损害，常常需要比头面部更多的治疗次数。

14 为什么医生不喜欢用308纳米准分子激光治疗手足部位的白癜风？

通常患者到医院看白癜风时，凡手足部位的白癜风，医生不推荐采用308纳米准分子激光治疗。这中间有什么玄机吗？

研究证实，白癜风形成的直接原因是白斑处的黑素细胞因T淋巴细胞的针对性点杀所致。T淋巴细胞能够根据黑素细胞表面的特殊标记进行识别，然后针对性地进行清除。由于在人类的毛囊中，存在着处于原始状态的黑素细胞，它们不具有成熟黑素细胞的特征标记，因而一般可以逃脱T淋巴细胞的"斩首行动"。

白癜风的恢复，需要308纳米准分子激光刺激这些残存的、处于原始状态的黑素细胞，使之成长为具有功能的成熟细胞，从而使白斑皮肤恢复。因此，在白癜风的恢复过程中，往往先在汗毛孔周围出现色素小岛，而后小岛逐步扩大，最后整个皮肤损害得以恢复。

因为在人体的不同部位，毛囊的分布密度、毛囊的类型，以及该处皮肤的血液供应不同，因此，身体不同部位对308纳米准分子激光的治疗反应就出现了差异。同样，由于在手掌心和足底部缺乏毛囊结构，不存在原始状态的黑素细胞，因此采用308纳米准分子激光治疗，效果就比较差。

这就是医生不推荐308纳米准分子激光治疗手足部位白癜风的原因。

 15 308纳米准分子激光可治疗哪种类型的白癜风？

> 刘老师10年前患了白癜风，曾经到多家医院治疗，效果不太好，后来就索性放弃，不再治疗了。前不久，她外甥从省城回来，说有一种308纳米准分子激光治疗白癜风效果不错。于是刘老师心中又燃起了希望的火花。
>
> 几天前，她兴冲冲地来到省医院。结果，省医院的医生检查了一下，发现刘老师的全身多个部位都有白斑损害。医生告诉刘老师，根据她的病情，并不适合使用308纳米准分子激光，这是为什么呢？

医生介绍，308纳米准分子激光并不是所有的白癜风患者都能治。308纳米准分子激光适用的白癜风患者类型包括：发病初期的白癜风患者，肢端型白癜风、节段型白癜风、局限型白癜风患者，以及幼儿白癜风患者等。

刘老师患病时间较久，而且皮肤损害范围太大，采用308纳米准分子激光治疗，经济负担会很重，而且效果也不太好。

最后，医生还是建议刘老师，采用窄谱中波紫外线联合口服免疫抑制剂、光敏剂等治疗白癜风。医生说，只要坚持足够疗程，就有可能取得较好的效果。

 308纳米准分子激光治疗白癜风，各部位效果有何差异?

2006年，国外学者荷弗等报道，在25例白癜风患者中，共有85处白癜风损害接受波长为308纳米的准分子激光照射，每周3次，共治疗6~10周。

治疗反应最好的部位是面部、躯干部和四肢，色素开始再生的平均次数为13次。反应较差的部位是肘部、腕部、手背、膝盖，以及足背部。反应最差的是手指，照射后未发现色素再生。

17　308纳米准分子激光治疗白癜风具有哪些优势?

与传统的治疗方法相比，308纳米准分子激光治疗白癜风具有以下优势：

（1）安全无损伤：可以针对病因，直达病灶，对健康皮肤无任何损伤。

（2）适用范围广泛：对于不适合进行表皮细胞移植患者、不适合使用药物的患者，以及孕妇、儿童等，308纳米准分子激光是首选的方法。

（3）治疗时间短：308纳米准分子激光治疗时间较短，比传统仪器缩短3~5倍。

（4）治愈率高：据资料显示，308纳米准分子激光治疗白癜风，有效率超过90%。与传统疗法相比，308纳米准分子激光治疗的最大优点是显效快速、效果持久，并且十分安全。

18　如何使用"光疗＋"的思路治疗白癜风?

目前互联网已经深入到社会生活的方方面面。"互联网＋各个传统行业"

正成为整个社会追求的生存方式。像"互联网+各个传统行业"一样，"光疗+"也将成为白癜风治疗的有效手段。"光疗+"，也就是指以光疗为主的联合治疗。在通常情况下，光疗联合其他疗法，其疗效要优于单一疗法。联合治疗主要有以下几种方案：

首先，可以选择光疗+类固醇皮质激素类药口服或外用，或者光疗+钙调磷酸酶抑制药外用。也可采用光疗+口服中药制剂。这些方法常可取得满意的效果。

其次，光疗+维生素 D_3 衍生物外用，或者光疗+光敏剂外用，光疗+表皮细胞移植，均可以取得较好效果。

另外，也可以采用光疗+口服抗氧化剂、光疗+点阵激光治疗、光疗+皮肤磨削术等治疗方案。

中医特色疗法

对付白癜风这种病，除了西医内、外科疗法，物理疗法之外，我们还有中医特色疗法呢！

 中医学如何认识白癜风这种病？

白癜风在中医学上被称为白驳风。1974年在长沙马王堆出土的帛书《五十二病方》，产生于春秋战国时期。在此书中记载了许多皮肤病，其中的"白处""白毋奏"等病名就是指包括白癜风在内的后天性色素脱失性皮肤黏膜病。古医籍《黄帝内经》一书对白癜风就有描述，认为"风气藏于皮肤之间，内不得通，外不得泄"，久而血瘀，皮肤失养变白而成此病。在以后历朝历代的医书中，对于白癜风的病因病机、特点及治法也有许多记载。

目前中医学普遍的共识为，白癜风的发病机制在于风邪内袭，导致气机运行不畅，气滞则血瘀，血瘀则脏腑功能失调；加之其风邪偏胜，易生寒邪，寒凝血脉，血不养肤，以上病机引起皮肤失荣、失养，终于导致此病发生。

 根据中医辨证，白癜风可分为哪些类型？

根据中医辨证，白癜风可分为以下几种类型：

（1）气血双虚证：白斑色淡，边界模糊，发展缓慢，全身乏力，面色　白，手足酰温。舌淡，脉细弱等。辨证属于气血双虚，风邪外袭。

（2）风湿热阻络证：白斑呈粉红色，边界清楚，发展较快，伴有肢体困倦，纳呆，苔腻，脉濡滑。辨证属于风湿热邪，阻滞经络。

（3）肝郁气滞证：发病时间长短不一，多在半年至3年。皮肤损害多是偶然发现，呈乳白色圆形或椭圆形，或不规则云片状，散发或重叠分布，白斑无痒痛感，数目多少不定，可逐渐发展，边界模糊不清。常伴有胸胁胀满、急躁易怒、月经不调或乳中结块等证。舌淡红，苔薄白，脉弦。辨证属于肝郁气滞，气血失和。

（4）肝肾不足证：病程较长，常有家族发病的历史。白斑局限或泛发各处，静止而不扩展，斑色纯白，边界清楚，白斑内毛发也多变白，舌淡无华，脉细无力。伴有头晕耳鸣、健忘、腰膝酸软等证。舌嫩红，苔薄少，脉细弱。辨证属于肝肾不足。

（5）血瘀络阻证：病程较长，白斑局限或泛发各处，或仅存少许正常皮肤，很少再扩展。白斑也可以发生在受伤部位。皮肤损害多呈地图形、斑块状，边界清楚，边缘整齐，呈深褐色，压之不褪色。白斑中心多有岛状褐色斑点或斑片，局部可有轻度刺痛。舌质暗，或有瘀斑、瘀点，苔薄，脉涩滞。辨证属于气血郁结，脉络不通。

（6）湿热风燥证：皮肤损害呈白粉红色，或有淡红色丘疹，发于颜面、七窍或颈部，夏秋季发展快，冬春季不扩展，自觉皮肤微痒，日晒后加重。可伴发肢体困倦、头重、纳呆等证，舌苔微黄腻，脉濡而滑。辨证属于湿热风燥，肌肤失养。

3 如何根据中医辨证来治疗白癜风?

根据中医辨证的原则，白癜风可按以下方案进行治疗。

（1）气血双虚证：治宜益气、养血、祛风，选白驳丸加减。方用黄芪18克，当归15克，鸡血藤15克，首乌藤15克，川芎10克，赤芍10克，补骨脂10克，防风10克，蒺藜15克，每天1剂，水煎分早、晚2次服。

（2）风湿热阻络证：治宜清利湿热，活血散风，选祛湿活血汤。方用黄芩10克，苍术10克，苍耳子10克，冬瓜皮12克，防风10克，秦艽10克，茯苓10克，当归10克，首乌藤20克，赤芍6克，白芍6克，泽兰12克。每天1剂，水煎分早、晚2次服。

（3）肝郁气滞证：治宜疏肝解郁，活血祛风，选柴胡疏肝散加减。方用柴胡10克，白芍12克，炒香附10克，川芎12克，赤芍12克，当归10克，姜黄12克，蒺藜12克，自然铜10克，苍耳子10克。每天1剂，水煎分早、晚2次服。

（4）肝肾不足证：治宜滋补肝肾，活血祛风，选一贯煎加减。方用北沙参9克，麦冬9克，当归身9克，生地黄18～30克，枸杞子9～18克，川楝子4.5克，女贞子15克，覆盆子15克，防风9克。每天1剂，水煎分早、晚2次服。伴有家族史者可配服六味地黄丸；有妇人伴崩中漏下者加阿胶10克；男子遗精者加生龙骨20克、生牡蛎20克。

（5）血瘀络阻证：治宜活血化瘀，祛风通络，选通窍活血汤加减。方用川芎9克，赤芍9克，桃仁10克，红花9克，蒺藜12克，防风10克，鲜姜9克，老葱3根，大枣7枚，麝香0.15克（绢包，后下）。每天1剂，黄酒煎分多次服。病久者加苏木10克；便秘者加当归29克，改桃仁20克；如果病由跌仆损伤而发，可加乳香10克、没药10克；伴局部刺痛者加穿山甲片10克、姜黄10克。

（6）湿热风燥证：治宜调和气血，清热除湿，选萆薢渗湿汤加减。方用萆薢15克，赤芍10克，白芍10克，薏苡仁15克，牡丹皮12克，当归12克，苍术10克，川芎10克，茯苓12克，秦艽10克，防风10克。每天1剂，水煎分早、晚2次服。大便溏泄者加车前子12克、白术15克；白斑痛痒者加白鲜皮15克、首乌藤15克、鸡血藤20克、苦参10克、威灵仙12克。

 治疗白癜风有哪些效验方？

（1）白斑乌黑汤：沙苑子15克，女贞子15克，黑芝麻15克，蒺藜15克，覆盆子10克，枸杞子10克，赤芍10克，白芍10克，川芎10克，当归10克，生地黄10克。每天1剂，水煎分早、晚2次服。

（2）白芷方：白芷30～50克，水煎分多次服。

（3）麝香方：具有通络、散瘀、开窍的功效。天然麝香制成注射液，在白斑处做皮下多点注射。孕妇禁用。

（4）刘丹活血汤：紫草 25 克，刘寄奴 25 克，牡丹皮 25 克，威灵仙 25 克，草河车 50 克，浮萍 50 克，丹参 50 克，川芎 15 克，琥珀 10 克，地龙 10 克，土鳖虫 10 克。每天 1 剂，水煎分早、晚 2 次服。小儿酌减，孕妇忌用。

（5）新通窍活血汤：川芎 9 克，赤芍 9 克，红花 9 克，老葱白 9 克，防风 9 克，桃仁 12 克，大枣 7 枚，黄酒 30 克，浮萍 30 克，桔梗 15 克，麝香 0.1 克（冲服）。每天 1 剂，水煎分早、晚 2 次服。孕妇忌服。

（6）新白驳丸方：紫草 15 克，龙胆草 15 克，女贞子 15 克，重楼 9 克，苍术 9 克，海螵蛸 9 克，香菇 9 克，白薇 9 克，桃仁 9 克，蒺藜 15 克，降香 10 克，红花 10 克，甘草 6 克。每天 1 剂，水煎分早、晚 2 次，服 2 天。

（7）白蚀方：全当归 9 克，郁金 9 克，白芍 9 克，八月札 15～20 克，益母草 12～15 克，苍耳草 12～15 克，蒺藜 12～18 克，茯苓 9～12 克，灵磁石 30 克。每天 1 剂，水煎分早、晚 2 次服。热象明显者加牡丹皮 12 克、栀子 12 克、重楼 10 克；有面黄、神疲纳呆、脘腹不舒、泛酸、肠鸣、便溏、舌淡、脉濡或弦细等肝气犯脾之象者，加补骨脂 15 克；伴发乳房结块者可加王不留行 10 克、远志 10 克、延胡索 10 克、青皮 10 克、陈皮 10 克等；头面部皮肤损害加白芷 10 克、羌活 10 克、升麻 6 克、桔梗 10 克、藁本 10 克等；胸部皮肤损害者加瓜蒌 10 克、薤白 10 克等；腹部皮肤损害者加木香 10 克、木瓜 10 克、草薢 12 克、蚕沙 12 克等；上肢皮肤损害者加桑枝 10 克、姜片 10 克、鸡血藤 15 克等；皮肤损害泛发者加桂枝 6 克、牛膝 10 克等。

（8）五灵脂方：蒲黄 9 克，五灵脂 9 克，丹参 9 克，炒桃仁 9 克，红花 9 克，香附 9 克，赤芍 9 克，白芍 9 克，防风 6 克，蝉蜕 6 克，蛇蜕 4 克，柴胡 4 克。每天 1 剂，水煎分早、晚 2 次服。

（9）祛癜方：丹参 24 克，桑寄生 25 克，蒺藜 25 克，补骨脂 25 克，豨莶草 25 克，何首乌 25 克。肺气虚者加党参 25 克、陈皮 15 克、紫苏 15 克、当归 9 克；脾气虚者加茯苓 15 克、白术 15 克、山药 25 克、当归 12 克；肾阳虚者加附子 15 克、肉桂 15 克、干姜 15 克、黑芝麻 25 克、当归 15 克。每天 1 剂，水煎分早、晚 2 次服。疗程 1～12 个月。

（10）祛白消斑汤：当归 15 克，川芎 10 克，赤芍 12 克，白芍 12 克，红花 10 克，何首乌 15 克，枸杞子 12 克，生地黄 15 克，黄芪 12 克，白芷 10 克，蒺藜 12 克，桂枝 10 克。根据病情变化调整药物及用量。每天 1 剂，水煎分早、晚 2 次服。疗程 1～3 个月。

（11）消白冲剂：补骨脂 10 克，牡丹皮 10 克，陈皮 10 克，蒺藜 10 克，赤芍 200 克，鸡血藤 200 克，沙参 200 克，甘草 120 克，灵磁石 600 克，白糖 1 200 克。共研细末，每次 10～15 克，每天 2 次，冲服。

（12）祛白糖浆：蒺藜 15 克，生地黄 15 克，丹参 15 克，钩藤 15 克，牡丹皮 10 克，赤芍 10 克，当归 10 克，鸡血藤 30 克，首乌藤 30 克，白糖适量，熬成糖浆或煎服。

（13）黄芪白驳方：黄芪 12 克，当归 15 克，川芎 12 克，赤芍 10 克，白芍 12 克，生地黄 18 克，熟地黄 20 克，何首乌 15 克，枸杞子 15 克，蒺藜 12 克，白芷 10 克，桃仁 12 克，红花 12 克，菟丝子 15 克。肾阳虚者加淫羊藿 15 克、沙苑子 12 克、鹿角霜 3 克、补骨脂 15 克、附子 6 克、肉桂 9 克、阳起石 15 克。肾阴虚者加女贞子 12 克、墨旱莲 15 克、黑芝麻 12 克、石斛 12 克、牡丹皮 15 克、茜草 10 克。每天 1 剂，水煎分早、晚 2 次服，3 个月为 1 疗程。见效后改蜜丸，每丸重 10 克，每次服 2 丸，每天 2～3 次。

（14）白驳煎剂：当归 12 克，苍耳草 12 克，浮萍 12 克，八月札 12 克，连翘 12 克，生地黄 15 克，赤芍 9 克，郁金 9 克，桂枝 9 克，丹参 30 克，蒺藜 30 克，生牡蛎 30 克，制附子 6 克，生甘草 4.5 克。气虚者加黄芪 15 克、党参 12 克、白术 9 克；阴虚者加何首乌 12 克、麦冬 9 克、枸杞子 9 克；湿热盛者加茯苓 15 克、薏苡仁 30 克、黄芩 6 克。每天 1 剂，水煎分早、晚 2 次服，每周 4～6 剂。

（15）白驳丸：当归 10 克，防风 10 克，补骨脂 10 克，赤芍 10 克，红花 10 克，陈皮 10 克，川芎 10 克，鸡血藤 15 克，生黄芪 15 克，黑豆皮 15 克，首乌藤 15 克，蒺藜 30 克。共研细末，水泛为丸，每次 6 克，每天 2 次，口服，3 个月为 1 疗程，连用 3 个疗程。

（16）白癜风丸：紫草15克，降香15克，草河车15克，白药子15克，白蔹15克，桃仁15克，红花15克，苍术60克，龙胆草60克，海螵蛸75克，甘草105克，蒺藜225克，补骨脂225克，白芷100克，乌梢蛇150克，共研细末，水泛为丸，每丸6～9克，每天2次口服，3个月为1疗程，连用3个疗程。

（17）四味祛癜方：白芷30克，补骨脂15克，沙参15克，防风15克。或者用丹参10克，当归10克，红花10克，鸡血藤10克。每天1剂，水煎分早、晚2次服。

（18）马齿苋方：马齿苋200克，每天1剂，水煎服。再配合马齿苋捣烂取汁外涂，每日5次，10天为1疗程。治疗1～3个月可获显效。

（19）补肾祛斑汤：黑芝麻15克，沙苑子15克，蒺藜15克，女贞子15克，覆盆子10克，枸杞子10克，熟地黄10克，川芎10克，白芍10克，水煎去渣，取滤液，当饮料饮用，每天1剂，连饮3个月。

（20）桃仁化瘀方：川芎12克，桃仁12克，丹参15克，土鳖虫10克，乌梢蛇10克，补骨脂12克，白芷10克，独活10克。每天1剂，水煎分早、晚2次服。

（21）枸杞补肾方：沙苑子12克，菟丝子12克，女贞子12克，枸杞子12克，何首乌15克，熟地黄15克，黄芪12克，地龙10克，肉苁蓉15克，补骨脂12克，白芷10克，独活10克。每天1剂，水煎分早、晚2次服。

（22）除白散：白芷30克，浮萍30克，威灵仙20克，苍术30克，蒺藜30克，丹参20克，墨旱莲30克，紫草20克，沙苑子30克，何首乌30克，补骨脂15克，共研极细末，成人每次5克，每天3次，饭后半小时冲服。小儿用量酌减。

（23）凉血地黄汤：生地黄30克，赤芍9克，丹参9克，当归尾9克，川芎9克，桃仁泥9克，黄芩9克，地榆9克，荆芥9克，防风9克，豨莶草9克，白鲜皮9克，地肤子9克，乌梢蛇9克，生甘草3克。每天1剂，水煎分早、晚2次服。

（24）祛白丸：紫草 45 克，真降香 45 克，重楼 45 克，白药子 45 克，白薇 45 克，红花 45 克，桃仁 45 克，何首乌 45 克，海螵蛸 30 克，甘草 30 克，苍术 21 克，龙胆草 21 克，蒺藜 45 克。共研极细末，水泛小丸，如梧桐子大小。每天 3 次，每次 20～30 丸，需连续服 6～12 个月。

（25）蒺藜方：蒺藜 180 克，生捣为末，每次汤服 6 克，每天 2 次。

（26）麻油白酒方：生芝麻油 200 克，好白酒 200 毫升，将两味和匀即可。每次 4 毫升，每天饮 2 次，连续服用 2 个月为 1 疗程。可以增加色素，祛除白癜风。

（27）补骨脂酒：补骨脂 60 克，泡入白酒 500 毫升中，浸泡 5～7 天。每天早、晚空腹饮补骨脂酒 15 毫升。另用补骨脂 30 克，加入 75% 的乙醇 100 毫升中，浸泡 5～7 天，用双层纱布过滤，得暗褐色滤液。取滤液煮沸浓缩至 30 毫升。用浓缩补骨脂乙醇搽涂白癜风处，晒太阳 10～20 分钟，每天 1 次，连用半个月以上。

（28）胡麻油方：生胡麻油 500 毫升，每次服用 6 毫升，温酒送下，每天 3 次，数天后加至每次 4 毫升，连续服用 100 天。

（29）无花果叶：将无花果叶提取液制成灭菌水溶液，每支 2 毫升，每毫升含生药 1 克。用提取液肌内注射治疗白癜风，开始每次 2 毫升，每天 2 次；若无不良反应，加至 4 毫升，每天 2 次。

（30）蒺藜颗粒剂：由蒺藜 500 克，水煎浓缩，加 1∶4 糖粉制成颗粒剂，每次 30 克，每天 2 次。

 常见的白癜风外治方有哪些?

白癜风的皮肤损害多呈散在性分布，单个皮肤损害面积通常较小，内服药物到达皮肤局部难度较大，所需疗程也比较漫长。外治法具有直达病所、简便易行、疗效稳定的优势。特别是近年来，白癜风的中药外治制剂也有了较大发展，极大地提升了白癜风治疗效果，而且不良反应相对较小。白癜风的中药外用制剂，有酊剂、浸剂、散剂、膏剂等。主要包括：

（1）白芷酊：白芷根粉2000克，用乙醇回流提取，首次3小时，第二次2小时，合并提取液，配成每毫升含生药1克的溶液外用。

（2）白癜风方：补骨脂100克，枯矾75克，硝酸钾75克，汞50克，硫黄适量，95%乙醇1000毫升。取汞50克，放乳钵中，加适量硫黄，随加随研，二者反应生成灰色硫化氢，加入补骨脂、枯矾、硝酸钾，混匀投入玻璃瓶中，随后加入95%乙醇1000毫升，将瓶盖好，振摇片刻，放置20天后，取上清液分装玻璃瓶中备用。

（3）马齿苋方：①马齿苋（鲜品加倍）20克，红糖10克，醋70毫升，混合煮沸过滤，置有色瓶中备用。②鲜马齿苋洗净切碎，用纱布包好，取液装瓶备用（每100毫升加硼酸2克，使pH保持在5.1，可久储备用）。可任选一种使用。

（4）祛白方：硫黄6克，密陀僧6克，枯矾6克，雄黄6克，蛇床子6克，梅片3克。上药共研细末，用凡士林调涂患处。

（5）消斑酊：乌梅60克，补骨脂30克，毛姜10克，放入80%～85%乙醇（药与乙醇1∶3）内，浸泡2周后过滤去渣备用。用棉花或纱布蘸药涂搽患处。

（6）白癜风散：密陀僧3克，硫黄3克，海螵蛸3克，白矾3克，共研细末。用鲜姜蘸药涂搽患处。

（7）密陀僧方：密陀僧粉6克，硫黄6克，雄黄6克，朱砂6克，雌黄1.5克，白及9克，麝香0.9克，冰片0.9克，白附子15克。共研细末，黑醋调涂。

（8）肉桂方：肉桂10克，细辛10克，附子10克，凡士林适量。将前3味药物共研细末，以凡士林调匀，涂搽患处，每天2次。

（9）制斑醋剂：细辛6克，独活6克，白芷6克，食醋适量。将前3味药物研细末，用食醋浸泡，翌日蘸药涂搽患处，配合日光照射。

（10）三黄药粉：雄黄240克，硫黄240克，雌黄60克，密陀僧240克，白及360克，白附子600克，朱砂240克，冰片36克。将上药共研细粉，以生黄瓜蘸此药粉涂搽白斑。

（11）硫黄方：硫黄9克，密陀僧9克。共研细末，用茄蒂蘸药反复涂搽患处，至皮肤发红为止。每天1次，连用7～10天。

（12）乌蛇方：乌梢蛇肉50克，天麻50克，白芷50克，土茯苓50克。将以上药物置于500毫升白酒中。浸泡1周后，取药酒涂患处，每天2次。

（13）白鳝方：白鳝数条，用清水漂洗，投沸水锅内，加盖煮2～3小时，待鱼油浮于水面时，盛取备用。将鱼油温热涂患部，每次3～5分钟，每天2次，10天为1疗程。

（14）鲇鱼方：鲇鱼1条，勿洗，剁细，加食盐和醋拌匀。用时先以布擦患部皮肤发红，即以此鱼肉炙热，用布包敷患处。每天1次，直至痊愈。

（15）无花果方：无花果叶洗净切细，在烧酒内浸泡7天，以酒涂之，每天3次。或取鲜无花果叶100克，水煎浓缩成30毫升。用棉球蘸搽白斑处，同时日光照射10～20分钟。

（16）醋杏方：醋、杏仁、汞渣（粉红）各适量，麻油调涂。或取杏仁连皮尖，每早嚼2～7粒，涂搽白斑局部，使其变红色，夜卧再用。

（17）当归乌梅酊：乌梅30克，当归30克，浸泡于50毫升75%乙醇中，2周后过滤去渣备用。涂搽患处，每天2～3次。

（18）王氏祛白酊：人参3克，黄芪3克，白鲜皮3克，何首乌4克，熟地黄2克，千年健2克，入乙醇100毫升中，经渗滤提取，制成20%浓度酊剂。外搽患处，每天2～3次。

（19）赵氏乌梅酊：乌梅100克，加入75%乙醇1 000毫升中，浸泡7天过滤备用。每天2～3次外搽患处。

（20）张氏补骨脂酊：补骨脂150克，乌梅50克，川芎30克，当归30克，赤芍30克，菟丝子30克，蒺藜30克，放入1 000毫升95%乙醇中浸泡1周，过滤、分装备用。每天2次外搽患处。

（21）角果毛茛：为一种产于新疆北部的草本植物，全草有毒，但可外用。采用新鲜全草洗净沥干，置乳钵内捣成糊状，直接敷于皮肤损害中央2/3的范围内，厚 0.3～0.5 毫米，用塑料薄膜及两层纱布封包，待局部有灼热感时除去本药。观察 24～48 小时，如果皮肤损害处无变化，再进行日光照射。

（22）白头翁叶：鲜白头翁叶捣碎取汁，以等量蒸馏水稀释，将白癜风皮肤损害周围正常皮肤涂上凡士林保护，以脱脂棉浸上述药液于皮肤损害上，并覆盖塑料薄膜，用胶布固定。药物覆盖时间 2～3 小时，儿童及面部薄嫩皮肤时间宜短，以揭除药物后，皮肤变红为宜。翌日红斑多发展为水疱，进行对症处理。每 2～4 周重复治疗 1 次，3 个月疗程结束。

 哪些中成药可治疗白癜风?

根据中医辨证，可选择许多中成药来治疗白癜风。

（1）加味逍遥丸：具有疏肝、理气、活血的功效，适用于白癜风肝郁气滞证。每次服 6 克，每天 2～3 次。

（2）白驳丸：具有理气活血、补肾通络的功效，适用于白癜风肝郁气滞证。每次服 6 克，每天 2～3 次。

（3）六味地黄丸：具有滋补肝肾的功效，适用于白癜风肝肾不足证。每次服 6 克，每天 2～3 次。

（4）白癜风丸：具有滋补肝肾、祛风活血的功效，适用于白癜风肝肾不足证。每次服 6 克，每天 2～3 次。

（5）大黄䗪虫丸：具有活血、化瘀、通络的功效，适用于白癜风血瘀络阻证。每次服 6 克，每天 2～3 次。

（6）血府逐瘀口服液：具有活血化瘀通络的功效，适用于白癜风血瘀络阻证。每次服 10 毫升，每天 2～3 次。

（7）乌鸡白凤丸：具有补气养血、固摄冲任的功效。适用于白癜风肝肾不足证、肝郁气滞证。每次服 6 克，每天 3 次。

（8）丹七片：具有活血化瘀、通脉止痛的功效。适用于白癜风血瘀络阻证。每次服 3 克，每天 3 次。

7　为什么白癜风古称白驳风？

白癜风古称白驳风，根据中医用字简洁、精辟、概括性强等特点分析，其风字既代表白癜风的病因，又形象地反映出该病的发病原理和症状特点。

风虽为春季所主之气，但风性主动善行，故一年四季都有风的存在。风邪不仅为六淫之首，百病之长，而且，风邪是六淫中其他致病因素的先导及依附的载体。寒邪、湿邪、热邪等病因会通过风邪而导入人体，从而引发病症。

白癜风多在春、夏两季，尤其多在初春季节发病和发展，是风挟温热之邪所致。这种现象说明，风邪是导致白癜风发病的重要因素。

8　如何用针灸疗法治疗白癜风？

针灸疗法是我国传统的中医疗法，数千年来，在维护我国人民健康方面发挥了重要作用。针灸疗法治疗白癜风，有时效果也不错。

（1）针刺疗法：取合谷、曲池、行间、三阴交等穴位，采用平补平泻的方法。每次20分钟，每天或隔天1次，10次为1疗程。

或取风府穴平补平泻，不留针；取双侧血海、太冲、合谷等穴位，采用平补平泻的方法，留针30分钟；关元艾灸30分钟，每天1次。

（2）灸法：取皮肤损害部位进行灸治。每次灸10～30分钟，每天1次，以白斑转为正常肤色或高度充血为度。对于皮肤损害面积大的患者，可配合回旋灸法。

（3）耳针疗法：取肺、枕、内分泌、肾上腺，以及皮肤损害所在区域。每次选2～3穴，采用单耳埋针的方法，每周1次，可双耳交替进行。

9　什么叫自血疗法？可治疗哪些疾病？

自血疗法，是一种非针对性的免疫治疗方法。自血疗法就是将皮肤病患者自身的血液，从静脉血管内抽出来，再由臀部肌肉注入患者自身体内，刺激机体的非针对性免疫反应，以达到调理机体免疫功能和人体内部环境，从而治疗某些疾病的方法。

自血疗法可用于治疗白癜风、荨麻疹、痤疮、银屑病、瘙痒症、湿疹、过敏性紫癜、复发性疖肿等多种疾病，并且均取得了一定的疗效。

10 为什么自血疗法能治疗白癜风？

白癜风是一种和免疫功能失调密切相关的皮肤病。自血疗法是一种非针对性的脱敏疗法，此疗法发挥作用的主要途径包括：①提高免疫系统功能，增强机体免疫力。②可降低血糖黏稠度和调整血脂代谢。③可扩张小血管，改善微循环。④可提升组织细胞活力，改善机体的新陈代谢。另外，自血疗法还可以清除体内分子的自由基，使细胞抗氧化能力增强。

11 什么叫封闭疗法？可治疗哪些疾病？

封闭疗法也称"局部封闭"，这是一种由局部麻醉法演变而来的治疗方法。封闭疗法的具体过程，就是将局部麻醉药物和激素类药物的混合液，注射于患者疼痛的部位，以达到消炎、镇痛的目的。

封闭疗法主要用于治疗急性或慢性软组织损伤、腰肌劳损、肩周炎、腱鞘炎等。近年来，这种方法被用于治疗白癜风、银屑病、神经性皮炎、湿疹、斑秃等皮肤病，并且取得了较好的效果。

12 局部封闭治疗白癜风疗效如何？

局部封闭是一种传统疾病的治疗方法。近年来，许多皮肤病学者用这种方法治疗白癜风，也取得了较好的效果。具体可选用复方醋酸地塞米松混悬液，在白癜风皮肤损害内注射，每周1次，4～8次为1疗程。

另外，有学者报道，阿托品局部注射治疗局限型白癜风疗效也很好。具体方法为，在患者的白斑中心部位，皮内注射阿托品，每周3次，每次0.5毫克，10次为1疗程，每个疗程间隔5天。

什么叫梅花针疗法？可用于哪些疾病？

梅花针又名七星针，是我国传统的一种多针浅刺疗法。

梅花针的式样有好多种，由于针数多少的不同，名称也各不相同。在我国古代，有医家将5根针捆成一束，很像梅花的样子，称为梅花针。也有医家将7根针捆成一束，称为七星针。另外，由于梅花针刺得浅，所谓"刺皮不伤肉"，又称皮肤针。这种疗法具有操作简单、安全有效、适应范围广等优点，受到广大患者的欢迎。

目前，梅花针多用于治疗白癜风、斑秃、疱疹后神经痛等，以及慢性支气管炎、关节痛、腰肌劳损、三叉神经痛等多种疾病。但是对于急性传染病、皮肤烫伤和溃疡则应禁用此疗法。

 为什么梅花针疗法能治疗白癜风？

> 女儿的小学老师姓顾，在女儿的小学时代，对女儿照顾有加。后来女儿上了中学、大学，有一段时间没有联系了。前几天，顾老师来找我，说在她的背部长了一小块儿白斑，想让我看看是什么病，如何治疗？
>
> 我热情地接待了她。询问了发病过程，并给她做了检查，我认为她患了白癜风，建议她做梅花针治疗，配合紫外线照射。听说自己患了白癜风，顾老师有些吃惊。随后她问我，梅花针能治疗白癜风吗？

中医学认为，在正常情况下，人体的五脏六腑、四肢百骸等，各有其不同的生理功能，并且相互关联，共同维持着一种相对平衡的生理状态。这种有机的配合，主要是通过人体的经络系统来实现的。一旦病邪侵入人体，就可以通过经络传入脏腑。相反，脏腑有病也可以通过经络反映到体表。

梅花针疗法，就是通过刺激人体的某一部位，以达到调整机体功能、治疗疾病的目的。虽然所刺部位不一定是经穴，但是由于十二经脉、十五别络，以及皮部络脉的络属关系，因此刺激这些部位同样可以达到良好的效果。梅花针治疗白癜风等皮肤病，其疗效的产生，主要是通过皮部经脉、经络与内脏的互相沟通协调来实现的。

听了我的介绍，顾老师逐步定下心来。她表示要按照我的建议，用梅花针治疗一段时间，尽快控制病情。

饮食治疗及调养

我们一直在说，白癜风是人类的敌人、人类的对手。同时白癜风也是我们的伙伴，一个令人讨厌、又甩不掉的伙伴。白癜风已经在世上存在了2 000多年，相信以后还会长期存在。

因此，对于白癜风这种病，我们人类除了全力应对之外，还要学会与它长期共存，和谐相处。

 为什么白癜风需要进行饮食治疗？

白癜风是一种病程漫长、需要长期治疗的疾病。因此，饮食治疗在白癜风的发生、发展以及治疗过程中占据着十分重要的位置。

●由于白癜风的发生、发展过程，与人体的营养、新陈代谢水平有着密切的关系。饮食不当，或某些营养素的缺乏，是导致白癜风发病的重要因素。

●合理的饮食，对于维持白癜风患者正常的新陈代谢，保持较高的生活品质、较强的抗病能力又是必不可少的。

 常用的白癜风食疗方有哪些？

在长期的临床和生活实践中，医务人员总结出了许多治疗白癜风的食疗方，有些疗效还不错。

（1）芝麻猪肝方：黑芝麻60克，猪肝1具，盐少许。先将黑芝麻炒熟研成细末备用。再将猪肝洗净，放入锅中加水及盐，煮至用筷子扎猪肝不出血为度。捞出切成薄片，用猪肝蘸黑芝麻末食用，每天1次。具有滋补肝肾、填精润肤的功效。适用于肝肾不足、精血亏虚的白癜风。

（2）白鸽肉：选白鸽1只宰杀，去除羽毛及内脏，洗净切块，随意加调料炒熟。具有滋肾益气、祛风解毒的功效。经常食用可以治疗肝肾不足、风邪外袭的白癜风。

（3）硫黄豆腐：硫黄2克，豆腐500克。将硫黄研成极细末，掺入豆腐之中，在临睡前1次吃完，连用2周。硫黄具有温阳缓泻、排毒养颜的作用。与豆腐一起食用，可以降低其过强的温热效应。豆腐中所含的蛋白质、氨基酸、维生素等，对于皮肤具有良好的滋养作用。

（4）白芷鱼头汤：白芷9克，鱼头（胖鱼头或草鱼头为好）1个，加适量水炖汤，用油、盐调味食用。

（5）冰糖花生茶：花生仁15克，红花15克，女贞子15克，冰糖30克。将女贞子打碎，随后加花生仁、红花、冰糖，水煎汤代茶饮，每天1剂。坚持服用可获得良好效果。

（6）核桃芝麻方：核桃仁500克，黑芝麻400克，沙苑子300克，将3种食物磨成泥状，搅匀、备用。每次取50克，倒入500毫升豆浆中，煮沸加适量白糖服用，早、晚各1次，连续食用1年。

（7）黑豆方：将黑豆用水浸泡，待其软化之后，用八角茴香及适量盐煮熟或炒食。每天吃50～90克为宜。黑豆除含有丰富的蛋白质、卵磷脂、脂肪，以及维生素之外，还含有微量元素，如锌、铜、镁、硒等。因此，经常内服黑豆，能软化血管，滋润皮肤，延缓衰老。

（8）黑芝麻方：黑芝麻炒熟加盐，研碎成芝麻盐，蘸馒头、面包或黏稠粥食用。黑芝麻有激活局部黑素细胞及再生黑素的功能。

（9）无花果方：无花果2～3个，洗净空腹服用，每天3次，有养血生津、祛风润肤的功效，适用于血虚、津液损伤所致的白癜风。

（10）核桃仁方：核桃仁500克。将核桃仁研磨成泥状，搅匀、备用。每次取50克，倒入500毫升豆浆中，煮沸加适量白糖服用，早、晚各1次。

（11）牛胎盘方：牛胎盘1具，洗净，用瓦焙干存性，研末，黄酒送服，分3次服完。

（12）猪胰方：猪胰1枚，入酒浸泡1小时，随后取出放笼屉上蒸熟，食用。

连用 10 枚。

 白癜风患者适合吃哪些食物？

在白癜风患者的血液和白斑部位，由于缺少某些微量元素或矿物质，从而使体内的酪氨酸酶活性降低，影响了黑素的合成代谢，导致了白斑病变的形成。

因此，白癜风患者应多吃含铜、锌、铁等金属元素较多的食品，使酪氨酸酶活性增强，继而使黑素合成加快。患者在平时要多吃一些含有酪氨酸及矿物质的食物，各种肉类制品，如牛肉、兔肉、猪瘦肉、动物肝脏，以及田螺、河蚌、毛蚶等；各种蛋类，如鸡蛋、鸭蛋、鹌鹑蛋等；各种奶类，如牛奶、酸奶等；各种蔬菜，如萝卜、茄子、冬笋、海带、黑木耳、芹菜、茄子、香椿、苋菜、韭菜、发菜等；各种豆类及其豆制品，如黄豆、豌豆、绿豆、豆腐、腐竹、豆浆等；各种水果，如香蕉、甜梨和西瓜等。其他还有花生、黑芝麻、核桃、葡萄干等。

 白癜风患者为什么要多吃黑木耳？

曼曼是一家公司的白领，今年 24 岁。前几天，在她的背上突然长出了一片白斑，心里十分紧张，立即到医院的皮肤科就诊。经我认真给曼曼检查之后，诊断为白癜风。并告诉她，目前此病还处于活动期，发展比较快，如果积极治疗的话，效果也很好。同时，建议她平时多吃些黑木耳。曼曼有些奇怪地说，黑木耳也能治疗白癜风吗？

黑木耳是日常生活中很常见的菌类食品。医学研究证实，黑木耳含有丰富的蛋白质、糖、脂肪、胡萝卜素、维生素 E、烟酸及多种矿物质。白癜风患者的发病与微量元素缺乏有关，多食黑木耳有促进白癜风恢复的作用。建议患者每天可选黑木耳 10～30 克，洗净、清水浸泡之后做菜，或制成冰糖木耳汤食用。

曼曼恍然大悟，原来吃黑木耳，还有这么多好处呢！那天她一离开医院，就直奔菜市场了！

 为什么白癜风患者要少食辛辣刺激食物？

有些食物，能够使白癜风患者病情加重，因此应尽量减少或避免吃这类食物。

●要少吃或不吃辛辣刺激食物，如辣椒、洋葱、大蒜、羊肉、狗肉等。因这类食物富含谷胱甘肽成分，而谷胱甘肽可能会影响黑素的合成。

●白癜风患者应尽量避免过量饮酒和进食海产品。在临床工作和日常生活中，经常可以见到因为饮酒或进食海产品，导致白癜风发生或加重的情况。并且患者多在饮酒或进食海产品 1 周之后发病，二者之间存在着明显的因果关系。

 白癜风患者为什么要补锌？

随着医学知识的普及，锌元素在人体中的作用逐渐被人们所认识。锌是人体必需的微量元素之一，锌可以参与体内多种酶的合成，从而对人体内蛋白质，特别是核蛋白的合成，以及脂肪、糖的代谢产生重要的影响。

曾有学者测定，在白癜风患者的血清中，锌的含量明显低于正常人，而且白癜风患者头发中的锌含量也是这样。他们发现，在黑素的形成过程中，某些传递氢元素的氧化酶中均含有锌离子，而且在黑素内锌的含量也很高，这说明锌在黑素的合成过程中发挥着重要的作用。因此，缺锌时可影响体内黑素合成过程的正常进行，补充锌元素对于白癜风有治疗作用。

白癜风患者补锌，应考虑以食补为宜。富含锌的食物包括牡蛎、蛋黄、动物肝脏、核桃仁、花生仁、杏仁、黑木耳、桂圆等。

为什么硒可以治疗白癜风？

硒是人体必需的微量元素之一。这种元素主要来源于粮食和绿色蔬菜。在动物肝脏、牡蛎、瘦肉等食品中，也含有丰富的硒元素。

补充硒元素，对于白癜风有治疗作用。①硒既是人体内谷胱甘肽过氧化酶的活性成分，同时，又是一种很强的氧化剂，对细胞膜有一定的保护作用。②硒可以对维生素A、维生素C、维生素E、维生素K（凝血维生素）的吸收进行调节，以维持人体正常的新陈代谢，保证中枢神经系统的平衡。③硒对有毒的金属镉、汞及维生素C的不良反应有消除作用，可增强人体抵抗力。④补硒具有增强抵抗力，促进黑素恢复，延缓衰老等作用。因此，补充硒元素，对于白癜风的康复是有帮助的。

 碘和白癜风有啥关系？

碘是人体必需的微量元素之一，这种元素的主要功能就是参与甲状腺素的合成。同时，碘的缺乏可以对白癜风的发病产生间接的影响。

有人发现，白癜风患者常常伴发甲状腺功能亢进、糖尿病等内分泌疾病，他们认为，白癜风的发病可能与脑垂体－甲状腺－肾上腺轴的紊乱有关系。

研究发现，酪氨酸是黑素和甲状腺素的共同前体。有些伴有甲状腺功能亢进的白癜风患者，其黑素的脱失，可能是在甲状腺素形成过程中，酪氨酸消耗增加，使皮肤内酪氨酸含量下降所致。在食物中缺乏碘元素，不仅能够发生甲状腺肿，而且影响黑素代谢，导致白癜风的形成。

因此，白癜风患者应该经常食用海带、紫菜等含碘食物，增加皮肤损害部位的黑素形成，促进白斑区域色素的恢复。

 为什么白癜风患者要多食黑色食物？

在我国传统的饮食观念中有吃啥补啥的说法。这种说法，目前并没有多少科学的依据。但是对于白癜风这个病来说，许多学者认为，多吃黑色食物对于白癜风患者的康复是有利的。

研究证实，黑色食物如黑米、黑芝麻、黑豆、黑木耳、紫菜、香菇、海带、黑枣等，含有丰富的微量元素、维生素及多种氨基酸。选用这些食物，对白癜风患者的色素脱失具有补充和调节作用。

10 为什么要对白癜风患者进行心理治疗？

白癜风是一种十分常见、又顽固难治的皮肤病。而且，由于白斑损害常常分布在身体的暴露部位，给患者的容貌及外在形象造成了很大损害。

在这种情况下，来自医生或其家属的消极态度对患者来说就是灾难性的。因此，耐心地告知患者白癜风是怎样一种病？有哪些方法可以治疗？疗效如何？让患者有充分的思想准备和战胜疾病的信心，就显得尤为重要。

目前，白癜风的治疗手段有很多，有些治疗方法已经被证明是确切有效的。而在这中间，通过心理的疏导、抚慰和支持，进而树立必胜的信心，对患者的疾病康复来说，无疑是最为关键的。

11 白癜风患者如何缓解紧张情绪？

白癜风的发生、发展都和心理因素密切相关，并且白癜风本身也会导致患者出现心理问题。因此白癜风患者的心理治疗是十分重要的。

患了白癜风，一般患者的心理都会发生巨大的变化，主要表现有以下几点：①烦躁、郁闷、气愤等情绪。这时患者首先要到正规医院的皮肤科去就诊，听听专家的意见，采取积极的治疗措施。②要转移自己的注意力，多和朋友聊聊天，向朋友诉说一下苦衷，宣泄一下郁闷，借以释放心理压力。③白癜风患者还要积极参加社会和娱乐活动，如下棋、听音乐、唱歌，调整自己的情绪。④要培养新的兴趣爱好，如练习书法、学习绘画，练太极拳等。

另外，白癜风患者一定要敢于面对现实，正视发生白癜风有其合理性。白癜风发生虽然很突然，但是其发病和自己的经历，特别是不良的生活习惯有很大关系。一定要调整好自己的心态，积极地去应对。

12 如何帮助白癜风患者进行心理调适？

爱美之心人皆有之，对于白癜风患者来说，容貌的变化是客观的存在，无疑会产生自卑、焦虑、烦躁的情绪。因此心理的调适就显得十分重要。

（1）注意转移：要引导患者将注意力从消极情绪上转移到其他方面。比如，卓有成效的工作、幽默风趣的语言、与同事和谐友爱的相处等，都会有助于患者心理状况的改善。

（2）沟通释放：鼓励患者多和身边的人沟通交流，让患者把心中的郁闷、纠结和不满坦率地讲出来，以缓解紧张的情绪。

（3）语言暗示：作为一种有效的交流工具，语言对于人的情绪体验与表达有着重要的价值。通过合适的语言传递，可以诱发或者抑制人的情绪反应。白癜风比较难治，但并非不治之症，只要积极治疗，就有治愈的希望。

（4）行为转移：与其坐困愁城，不如行动起来。去求助，去咨询，用行动去改变现实。还可以去做具体的事情，如唱歌、跳舞、打球、下棋或工作等。明白人生除了些许遗憾，还有许多的快乐。

（5）自我控制：积极投入太极拳、瑜伽等体育活动，用自我调控法控制情绪，用心理过程来影响生理过程，从而达到松弛入静的效果，以此解除紧张和焦虑等不良情绪。

13 医生应如何帮助白癜风患者缓解心理压力？

在白癜风的诊断治疗过程中，医生发挥着十分关键的作用。医生应做到：

●帮助患者正视现实。客观介绍白癜风的危害，以及目前的诊疗手段。白癜风虽然影响容貌，但同时白癜风又不会危及生命。

●帮助患者树立信心。白癜风是一种难治的皮肤病，但是有许多患者的病是能够治好的，这也是事实。

●鼓励患者与其他患者交流。如建立微信群、患者俱乐部等，鼓励患者之间相互交流。

●白癜风发病率逐年升高，许多名人也会患白癜风，临床上有许多治疗成功的案例。

●增加患者的依从性。制订治疗方案，应该经济、有效、便捷，有利于患者长期坚持治疗。

14 亲友和同事如何与白癜风患者相处?

白癜风是一种十分常见的皮肤病，多发生在患者的面部、手部、臂部、背部等。因为白癜风对容貌的影响，给患者造成很大的精神压力。亲友和同事对待患者的态度，对于白癜风患者疾病的康复至关重要。

●作为亲友和同事，平时应给予患者更多的关爱。绝对不能躲避他们，歧视他们。有时，身边人的不良态度对患者的心理伤害，会比白癜风造成的身体、心理伤害更为严重。轻则造成患者孤独自闭，重者则可能导致心理扭曲，仇恨社会，引发更大的灾难和不幸。

●白癜风除了影响容貌之外，并无生理上的疾患和痛苦。作为亲友和同事，应该像对待健康人一样对待白癜风患者。生活中可以有白种人、黑种人、黄种人，也可以有多种肤色的个体。

总之，作为亲友和同事，对患者应多一些心理上的包容、工作中的帮助、经济上的支持，为他们的疾病治疗创造良好的条件。

15 对于白癜风患者其家人能够做些什么?

白癜风是一种很常见的皮肤病，白癜风的病史漫长，需要长期的治疗。作为最亲近的人，患者家人的态度对于患者的康复更为重要。

●在患白癜风期间，患者可能会出现许多的心理问题。作为家人，在精神上要对患者多关心、多包容、多理解。

●在生活上要多关心，提醒患者增加营养、劳逸结合，为患者创造良好的康复环境。

●在经济上要多支持，在治疗上不能让患者有更多的负担和压力。

●战略上重视。鼓励患者积极地进行治疗，努力争取最好的效果。

●战术上藐视。对于白癜风患者，家人要像健康人一样看待。白癜风患者除了外观与众不同之外，并没有其他生理上的缺陷。稳定的情绪和心态，有利于提高患者的生活品质，有助于疾病的康复。

16 女性患了白癜风应如何调节情绪？

白癜风是一种常见病，整个发病过程及治疗过程都十分漫长。女性患者由于其特殊的心理、生理特征，因白癜风引起的心理问题也更加复杂。故女性患者的心理情绪调节，保持良好的心态，就更为重要。

●女性患者要树立必胜的信心。白癜风是一种顽固性的皮肤疾病，女性患者首先要树立治愈疾病的信心和决心，积极配合医生查明病因、病情，坚持系统科学的治疗，相信疾病一定可以治愈。

●要到正规的医院，找专业的医生去诊治。坚持科学治疗，避免盲目性。特别是不能急于求成，相信偏方、秘方、特效药、速效药等，避免导致白斑扩散甚至影响身体健康。

●要及时缓解心理压力。女性对外貌特别在意，客观认识这种疾病，及时缓解出现的压力，通过适当的途径释放不良情绪，如运动、听音乐等方式，以保持良好的心态，积极进行科学的治疗。

●要适当外出散心。女性白癜风患者在节假日可以进行外出旅游，亲近大自然，不仅可以锻炼身体，增强免疫力，也可以开阔心胸、缓解压力，保持乐观的心态，更好地促进白癜风的康复。

●如果皮肤损害在暴露部位，可以选择一些遮盖剂，保持一个好的外在形象。

男性如何面对白癜风？

根据中国人固有的意识，男性相对于女性而言，承受着更多来自于社会、家庭的压力，因此，男性患白癜风的概率往往比较高。那么，男性应该如何面对白癜风这种病呢？

（1）合适的语言沟通：要注意通过合适的语言，缓解患者不良的情绪，增强其战胜疾病的信心。虽然白癜风是一种顽固性的疾病，但并非不治之症。白癜风有很多的治疗手段，有一些方法治疗效果还很不错。

（2）增强对情绪的调控能力：根据学者们的研究，人们能够有意识地调节情绪的发生和强度。通常情况下，如果患者能够清楚地意识到引起自己情绪波动的根源，就可能更有效地对自己的情绪进行调节。患者要以豁达的心态，去看待自己生活环境的变化。

（3）用适当的方式发泄：白癜风患者可以向知心的人直率的诉说苦衷，宣泄情绪。甚至可以大哭一场，减轻或释放心理的压力。或者还可以去做些有益身心的事情，减轻身体的压力。

（4）转移注意力：积极参加游泳、跑步、爬山等活动，身体的疲乏和劳累，可以缓解内心的焦虑和郁闷，避免对自己病情的过分关注。

（5）暂时躲避、独自疗伤：在病情严重、情绪低落时，可以选择独处，暂时远离一些不愉快的人、事和工作环境。假以时日，许多不良情绪或心理压力也会烟消云散。

18 儿童患了白癜风家长应该怎样做？

白癜风常在儿童期或青年期开始发病。并且在近些年，儿童发生白癜风的人数呈逐年增高的趋势。一旦儿童患上白癜风，对孩子本身及整个家庭都会造成很大的困扰。那么家长应该怎样做，以降低白癜风对孩子的伤害呢？

●儿童患上白癜风之后，家长应该尽快带孩子到医院去诊治。因为孩子年龄越大，白癜风对孩子的心理影响越大。有时白癜风的伤害会是终身性的。

●应给孩子创造一个宽松的环境，鼓励孩子积极锻炼身体，保证足够的睡眠，合理的营养，以促使疾病尽快康复。

●家长应提高警惕，定期带孩子去体检，及时发现可能出现的并发症，例如，甲状腺疾病、恶性贫血、硬皮病等，并及时诊治。

●培养孩子的特长和爱好，增强孩子的自信心，以及积极向上、热情开朗的性格。

●应尽量减少外界环境造成的压力，对于外界可能的疏远甚至歧视，要有足够的心理准备，勇敢地去面对。白癜风不属于残疾，患白癜风没有过错，只是外在形象与众不同而已。

●治疗要规范，注意用药安全。由于儿童身体功能尚未发育成熟，对药物的不良反应防御能力较小。因此，在服药期间应该关注药物的不良反应，尽量避免药物对孩子身体发育的不良影响。

白癜风患者在生活中应注意什么问题?

为了提升生活品质、促进疾病的早日康复，在日常生活中，白癜风患者一定要注意以下问题:

●生活要有规律，睡眠要充足，避免经常处于紧张和焦虑的精神状态。

●积极参加户外活动，适当增加日晒。但是要注意避免过度的日晒，以防止晒伤。

●要杜绝剧烈的运动及打斗，以避免皮肤损伤引起同形反应，从而导致白斑的扩散。

●不要使用刺激性太强的化妆品和外用药。

●采用光化学疗法，中西药结合、饮食、心理等综合疗法，减少药物对身体健康的伤害。

●加强体育锻炼，增强自身体质和免疫力。

●皮肤出现白斑之后，要尽快到医院检查确诊，争取早期治疗。

秋冬季节白癜风患者应注意什么?

进入深秋，天气逐渐转寒，人们对于糖、脂肪及蛋白质的需求有所增加。因此，白癜风患者在秋季应注意增加营养，增加热量的摄入，可以适当多吃新鲜的米面，尽量多吃杂粮。

此外，白癜风患者在冬季还需要多补充钙和铁，以提高机体的御寒能力，促进疾病的康复。因此，在秋冬季节白癜风患者可多吃一些奶制品、豆制品，以及动物肝脏等富含钙质和铁质的食物。

21 白癜风患者应如何避免同形反应？

在白癜风的进展期，患者有可能出现同形反应，即任何外界刺激引起的皮肤损伤，都可能导致新的皮肤损害出现，使得病情加重。因此在疾病的进展期，患者应特别注意对皮肤的防护。

●避免外伤、冻疮、烫伤，这些伤害均有可能导致白癜风的发生或发展。

●避免长时间在强烈的日光下暴晒，以免造成晒伤，导致病情扩散。

●慎用刺激性强的外用药物，尤其是在颜面部外涂药物时应特别小心。

●避免剧烈地运动或打斗，减少摩擦、压迫等过度的机械性刺激，避免肌肤伤害以致发生同形反应。

●内衣要用宽松柔软的纯棉制品，胸罩、腰带要宽松。学者们发现，在乳房下、腰部、腹股沟等处的白斑，常因局部皮肤受到压迫所致。

●要注意营养，避免皮肤的局部感染。患了湿疹、各种皮炎之后应及时治疗，以避免皮肤损害的进一步扩散。

22 白癜风患者如何养生？

白癜风是一种病程漫长的皮肤病，稳定的生活状态对于疾病的康复十分重要。

●白癜风患者需要养成良好的生活习惯，注意劳逸结合，以免发生内分泌功能紊乱或免疫功能失调，导致病情加重。

●通常人都有特有的生理周期。根据学者们的研究，早晨5～6点是人体生物钟的高潮，体温升高，此时起床会精神抖擞，因此白癜风患者在这个时候起床，就有可能达到养生的效果。通常上午适合从事脑力劳动，下午更适合做体力劳动，白癜风患者遵循这些规律，就有可能促进疾病的早日康复。

●患者应注意休息，特别是注意保证足够的睡眠。成人每天的睡眠时间最好在 8 小时以上。少年和儿童则需要 10 小时以上的睡眠时间。不可长时间的打麻将、看电视、玩手机。

●在治疗过程当中，患者要有恒心、耐心，一旦选择合适的治疗方案，就需要坚持一段时间，少则 3 个月，多则需要半年或 1 年。不要随意更换医生，不能私自更换药物。

另外，患者在饮食方面要注意多吃富含维生素及蛋白质的食物，特别是富含锌、铜等物质的食物。

 白癜风患者应如何护理?

白癜风是一种慢性疾病，患者需要长期地与疾病和平共处。合适的日常护理，对于提升患者的生活品质，促进疾病早日康复具有重要价值。

（1）饮食要合理：合理健康的饮食对于白癜风患者来说是十分重要的。白癜风患者注意不要有挑食的坏习惯，要保证身体内的营养均衡，避免微量元素的缺失。少吃或不吃辛辣、油腻等刺激性食物。

（2）穿衣要宽松、柔软：患者选择衣服应注意宽大合适，特别是内衣、内裤、胸罩不可过紧，腰带宜松。根据临床观察，在乳房下、腰部、腹股沟等处的白斑，常因局部受压迫所致，因此内衣、内裤尽可能选择质地柔软的纯棉制品。

（3）要保持乐观情绪：许多人得了白癜风之后，不能够正确对待，往往出现悲观、消沉、抑郁、沮丧、恐惧等不良情绪，还有的患者会产生轻生的念头。以上种种因素，都有可能影响白癜风患者的疾病康复。

（4）要适当地进行日晒：适当地接受日晒是白癜风患者护理的一个重要内容。在日常生活中，人的皮肤会随着环境和季节变化不断变换着颜色。其中，春、夏两季的日晒，可以使皮肤颜色加深，对于白癜风患者皮肤损害的康复有促进作用。

附 《白癜风诊疗共识（2014年版）》释疑

白癜风这种皮肤病，已经陪伴了我们人类数千年，给我们人类造成了很多的困扰，甚至痛苦。白癜风是我们人类的敌人、我们的对手，而且是一个非常难缠、棘手的家伙。

我们不仅需要研究白癜风，还要千方百计去对付它。针对白癜风这种病，我们应该有一套自己的行为准则、行动纲领。这个纲领呢，就是《白癜风诊疗共识（2014年版）》。

 为什么要制定一份白癜风诊疗共识?

白癜风是一种十分常见的皮肤科顽症，主要表现为皮肤、毛发及黏膜部位的色素脱失。这种疾病虽然不影响内脏功能，但是却严重影响患者的形象，进而给患者的正常工作和生活造成很大的困扰。

多年来，皮肤病学者对白癜风的发病机制和治疗措施进行了广泛而深入的研究，推出了许多新的治疗方法和治疗药物。并且也取得了较好的疗效。

但是由于广大患者求医心切，常根据各种广告宣传而选择就诊场所，乱用药、乱治疗的情况时有发生。同时，部分皮肤科和全科医生对白癜风的认识有限，不能够根据患者具体病情规范治疗。这样就增加了患者的经济负担，而且治疗效果也不理想。

鉴于这种情况，《白癜风诊疗共识（2014年版）》在中国中西医结合学会皮肤性病专业委员会色素病学组相关专家的努力下，终于在2014年应运而生。这份《白癜风诊疗共识（2014年版）》，就是中国皮肤科医生的行为指南，借以规范白癜风的治疗，提高疗效，并减少对患者的伤害。

白癜风可能的发病过程是怎样的？

目前，关于白癜风的发病过程，学者们提出了较多的研究学说，主要包括自身免疫学说、遗传学说、黑素细胞自身破坏学说、细胞因子缺乏学说、神经化学学说、氧化应激学说等。其中，有多项研究显示，自身免疫功能异常是白癜风发病、黑素细胞缺失的重要因素。

临床研究发现，白癜风患者确实存在特异性体液免疫和细胞免疫功能异常。研究表明，在白癜风患者的血清中，存在有针对黑素细胞表面抗原的特异抗体，而且与皮肤损害的面积和活动性存在有明显的关联性。

另外，白癜风患者的细胞免疫功能也存在异常的变化。有学者研究发现，在白癜风的进展期，其皮肤损害的周边部位，有明显的淋巴细胞聚集，并有具备细胞杀伤功能的 T 淋巴细胞存在。

 白癜风早期诊断有什么意义？

白癜风是一种常见的皮肤病，此病容易诊断，但治疗十分困难。尽管如此，白癜风的早期诊断、早期治疗还是非常重要的。

通过临床观察发现，在白癜风发病的早期，积极进行治疗，通常疗效比较好。如果病程漫长、迁延日久，治疗效果就会相对较差。

白癜风的诊断一旦确立，随后就要为患者制订合理的、个性化的治疗方案。《白癜风诊疗共识（2014年版）》强调，疗程一定要足够，至少在 3 个月以上。

 儿童白癜风该如何治疗？

通常白癜风可发生于任何年龄，但相对而言，儿童时期发生白癜风的机会更多一些。儿童因为身体正处于生长发育时期，身体的新陈代谢、免疫功能、内分泌功能都不够完善，因此其用药和治疗都有一定的特殊性。

局限型白癜风：对于小于 2 岁的儿童，可外用中效类固醇皮质激素类药治疗，采用间歇外用疗法比较安全。对于大于2岁的儿童，可外用中强效或者强效的类固醇皮质激素类药。他克莫司软膏及吡美莫司乳膏等，也可以用于儿童局限型白癜风的治疗。

对于处在快速进展期的儿童白癜风皮肤损害，可采用小剂量的类固醇皮质激素类药口服治疗，推荐口服剂量为，泼尼松每天5～10毫克，连用2～3周。如果有必要，可以在4～6周后再重复治疗1次。

特别提醒一下，白癜风的具体治疗必须在专科医生的指导下进行。

 如何根据白斑面积分析病情轻重?

> 9月8日，张伟带了一个中年男子来医院找我看病。张伟是我过去的一个学生，毕业之后回到家乡，在村里开了一个诊所。以前有问题，多是打电话问我，今天则亲自上门了。原来这人是他的亲哥哥，他哥哥的身上出现了多处白斑。
>
> 我详细询问了患者的病情，并给他做了仔细检查。发现在患者的胸部、背部、臀部、大腿部位有多处白斑，小的像鸽子蛋大小，大的则比手掌还大。患者告诉我，身上出现白斑已经3年多了。根据患者情况，我认为他是患了白癜风，并且病情比较严重，建议他住院治疗一段时间。张伟一听，显得十分着急。他问我，这白癜风病情是如何判定的?

在临床上，皮肤科医生通常根据疾病分期、白斑面积、分型和疗效，来判定白癜风患者的病情轻重，随后再选择相应的治疗方案。

张伟的哥哥患病已经3年多，全身至少有十多个部位出现皮肤损害，并且多数都超过了手掌大小，其皮肤损害面积很明显已经超过体表面积的6%，因此，属于中重度的白癜风。

张伟听了我的介绍，恍然大悟。最后他听从了我的建议，让哥哥住进了医院，进行规范化治疗。

根据白癜风全球问题共识大会及专家讨论，将白癜风分为哪些类型？

根据2012年白癜风全球问题共识大会及专家讨论，将白癜风分为4种类型，包括：节段型白癜风、非节段型白癜风、混合型白癜风，以及未定类型白癜风。

（1）节段型白癜风：白斑损害沿某一皮神经节段分布，可以完全与皮肤节段一致，也可以部分符合皮肤节段。通常为单侧的不对称的白癜风，少数患者可呈双侧多节段分布。

（2）非节段型白癜风：包括散在型、泛发型、面肢端型和黏膜型。其中，散在型指白斑大于或等于2片，面积为1～3级，即白斑面积小于体表面积的50%；泛发型为白斑面积4级，即白斑面积大于体表面积的50%；面肢端型指白斑主要局限于头面、手足，特别是好发于指趾远端，以及面部腔口周围，可发展为散在型、泛发型；黏膜型则是指白斑分布于2个及以上黏膜部位，可发展为散在型、泛发型。

（3）混合型白癜风：指的是节段型白癜风和非节段型白癜风同时存在于同一患者。

（4）未定类型白癜风：指非节段型分布的白癜风单片皮肤损害，白斑面积为1级，即白斑面积小于体表面积的1%。

 治疗白癜风应注意哪些问题？

白癜风治疗手段很多，而且都需要长期进行。因此，在白癜风的治疗过程当中，为提高疗效，减少不良反应，必须注意一些问题：①应争取在确诊之后，尽早开始治疗。②在治疗的时候，应根据患者的年龄、性别、疾病分期、分型，采取个性化的综合疗法。③应坚持治疗足够的疗程，一个疗程至少在3个月以上。④某些药物，如他克莫司软膏、吡美莫司乳膏、卡泊三醇软膏等，在其药物说明书中并未包括对白癜风的治疗，但是已有文献证明这些药物对白癜风的治疗是有效的。因此应向患者解释清楚，这些药物是可以使用的。

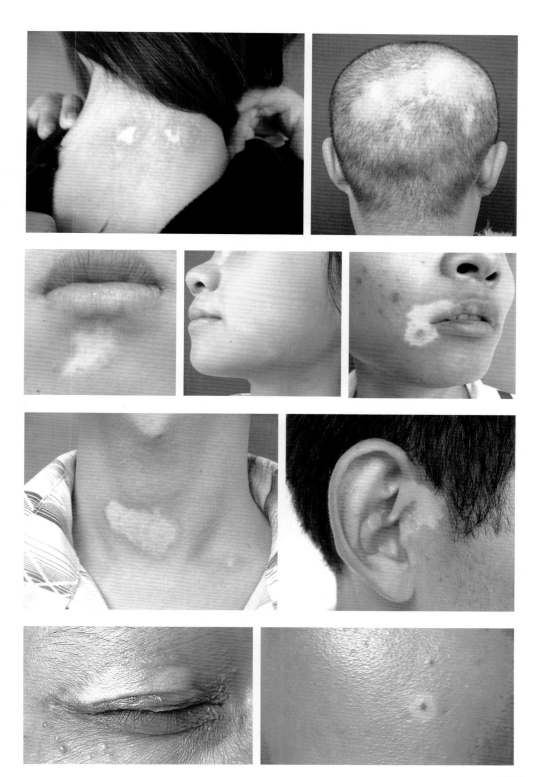

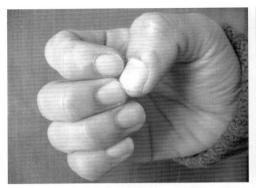
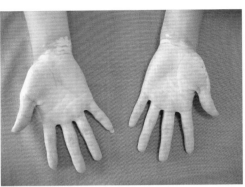
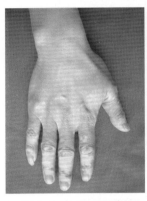
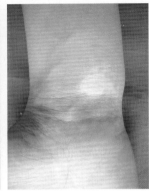
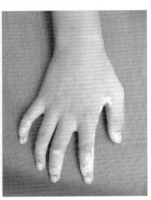
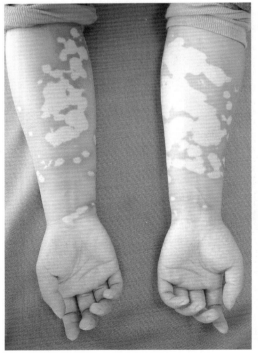
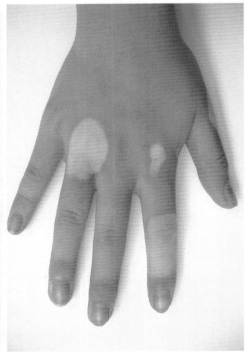

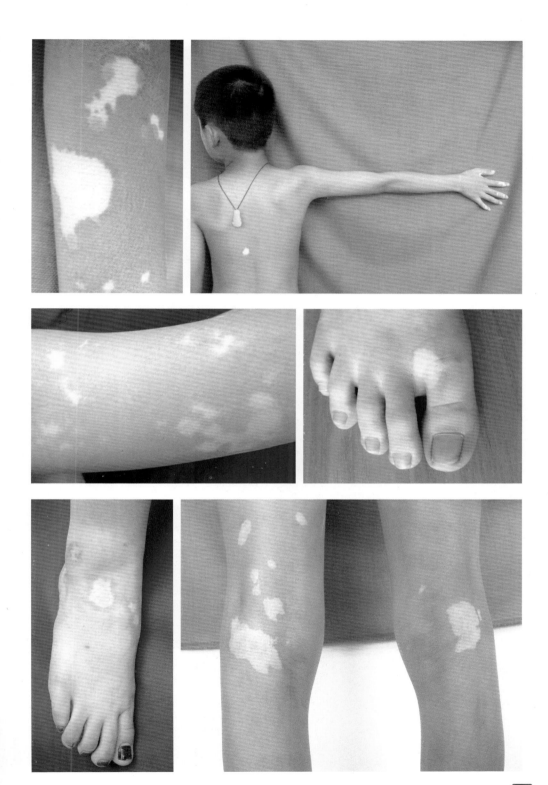

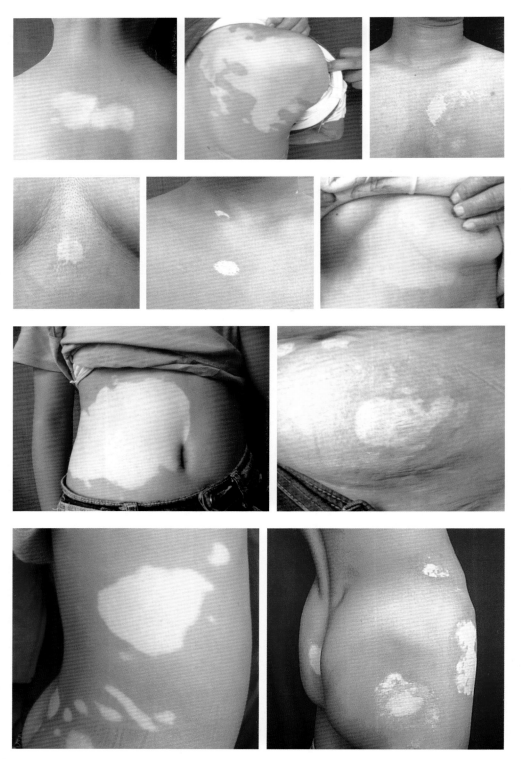